健康ライブラリー　イラスト版

嚥下障害のことがよくわかる本

食べる力を取り戻す

浜松市リハビリテーション病院 病院長
藤島一郎 監修

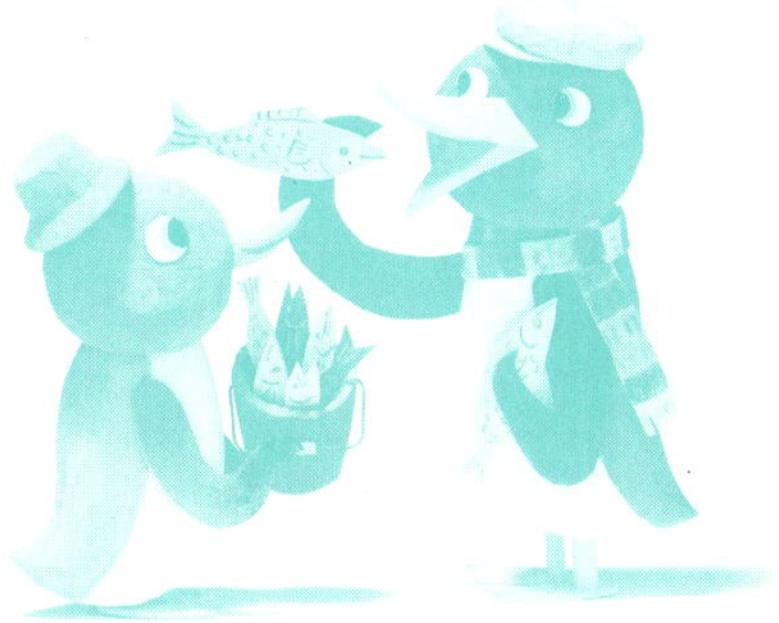

講談社

まえがき

「おいしいものを、おなかいっぱい食べたい」というのは、人間の根源的な欲求のひとつです。けれど、長く生きていれば、家族あるいは自分自身が、口からうまく食べられなくなるという事態に陥ることは、ままあります。

口からうまく食べられない状態を、嚥下《えんげ》障害、あるいは摂食嚥下《せっしょくえんげ》障害といいます。嚥下とは飲み込むことを指す言葉。つまり口から胃にスーッと流れ込むはずの食物が途中で止まってしまったり、肺につながる気管のほうに入ってしまう誤嚥《ごえん》を引き起こしやすくなったりする状態が、嚥下障害（摂食嚥下障害）です。

聞きなれない言葉かもしれませんが、嚥下障害は、じつはとても身近で深刻な問題です。高齢になればなるほど、嚥下障害をかかえるリスクは高くなります。

嚥下機能の低下は、窒息を起こしやすくするだけでなく、誤嚥性肺炎という、高齢者にもっとも多いタイプの肺炎を引き起こす原因にもなってしまいます。肺炎は、現在、日本人の死因の第三位。高齢者にとっては、まさに命にかかわる重大な病気です。

「食事中によくむせる」「食べこぼしが多い」などの症状を「ああ、またか」と見過ごしていませんか？　これらは嚥下障害で起こりやすいサインです。口から安全に食べ続けるためには、食べる力の維持、あるいは回復させる取り組みが必要です。

ただ、さまざまな手段を講じても、食べる力の十分な回復はむずかしいこともあります。そんなとき、なにができるのか、どのような選択をすべきか、考えておくことも必要でしょう。

食べる喜び、楽しみを早々に手放すことなく、味わい深い人生を全うするために、本書の知識を十分にいかし、実践していただきたいと願っています。

浜松市リハビリテーション病院　病院長
藤島　一郎

嚥下障害のことがよくわかる本
食べる力を取り戻す

もくじ

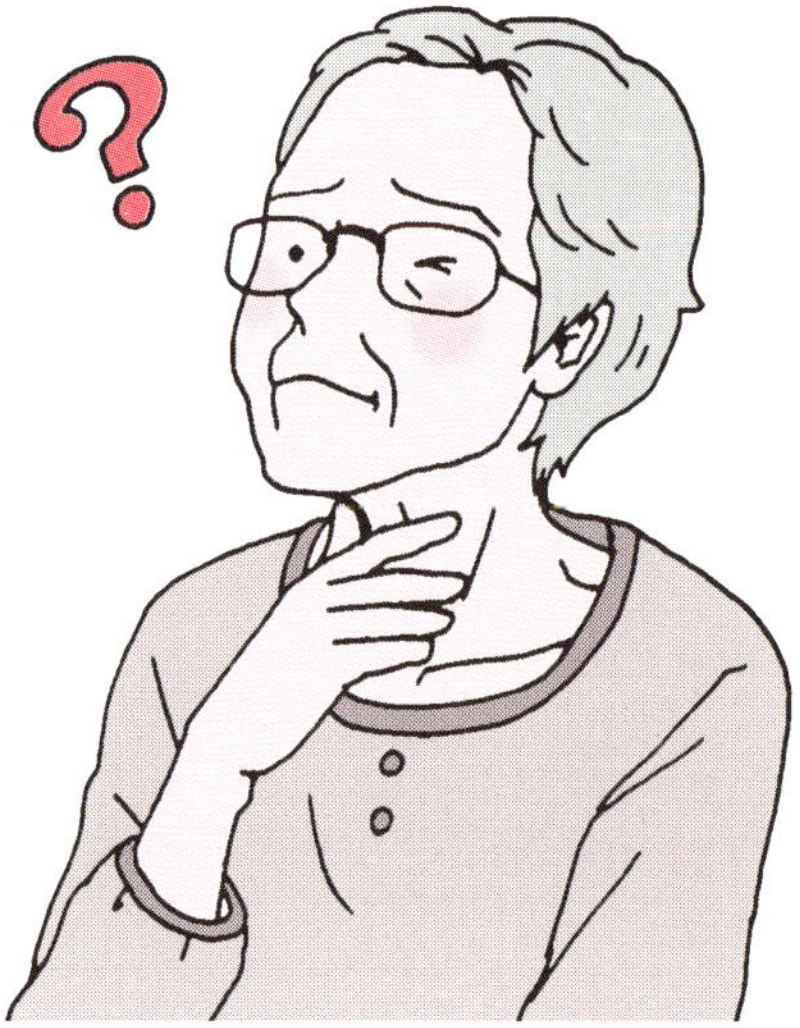

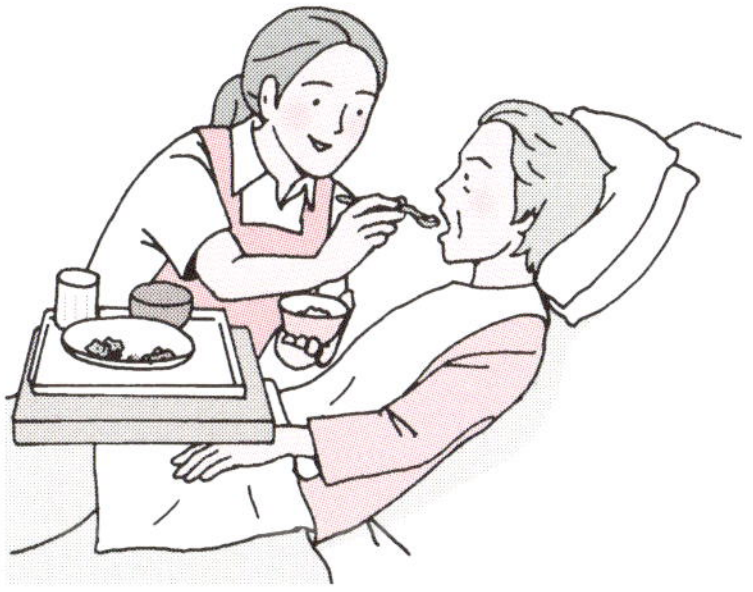

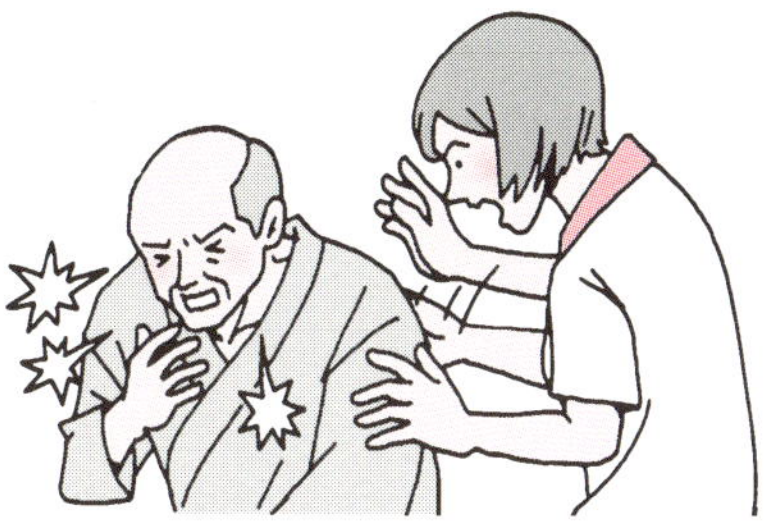

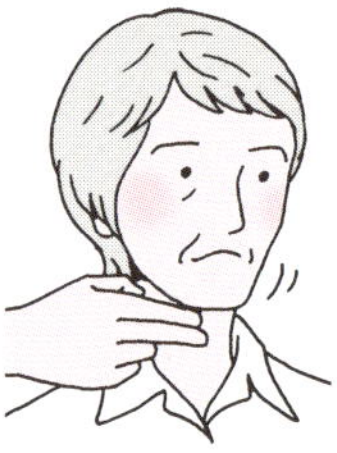

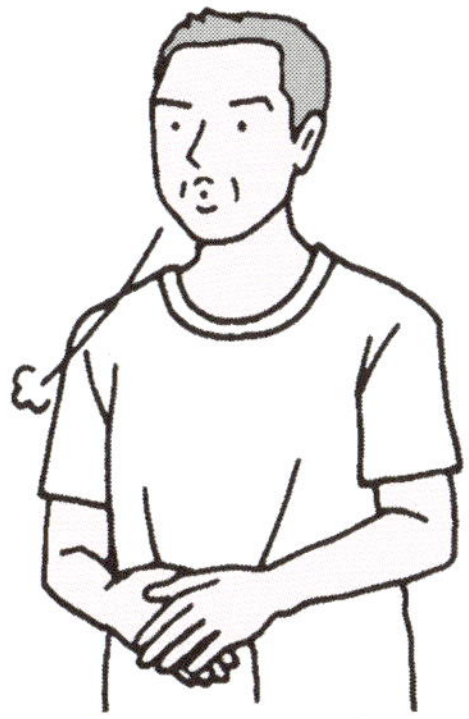

症状をチェック!

見逃さないで! 嚥《えん》下《げ》障害のサイン

普通に食べている、食べられていると思っていても、問題は始まっているかもしれません。思い当たることがないか、チェックしてみましょう。

咳、痰、声の変化は?

- □よく咳《せき》や痰《たん》が出る
- □痰に食べかすがまじっている
- □食事中によくむせる
- □会話中にむせることがある
- □夜間、咳《せ》き込むことがある
- □食事のあと、がらがら声になる

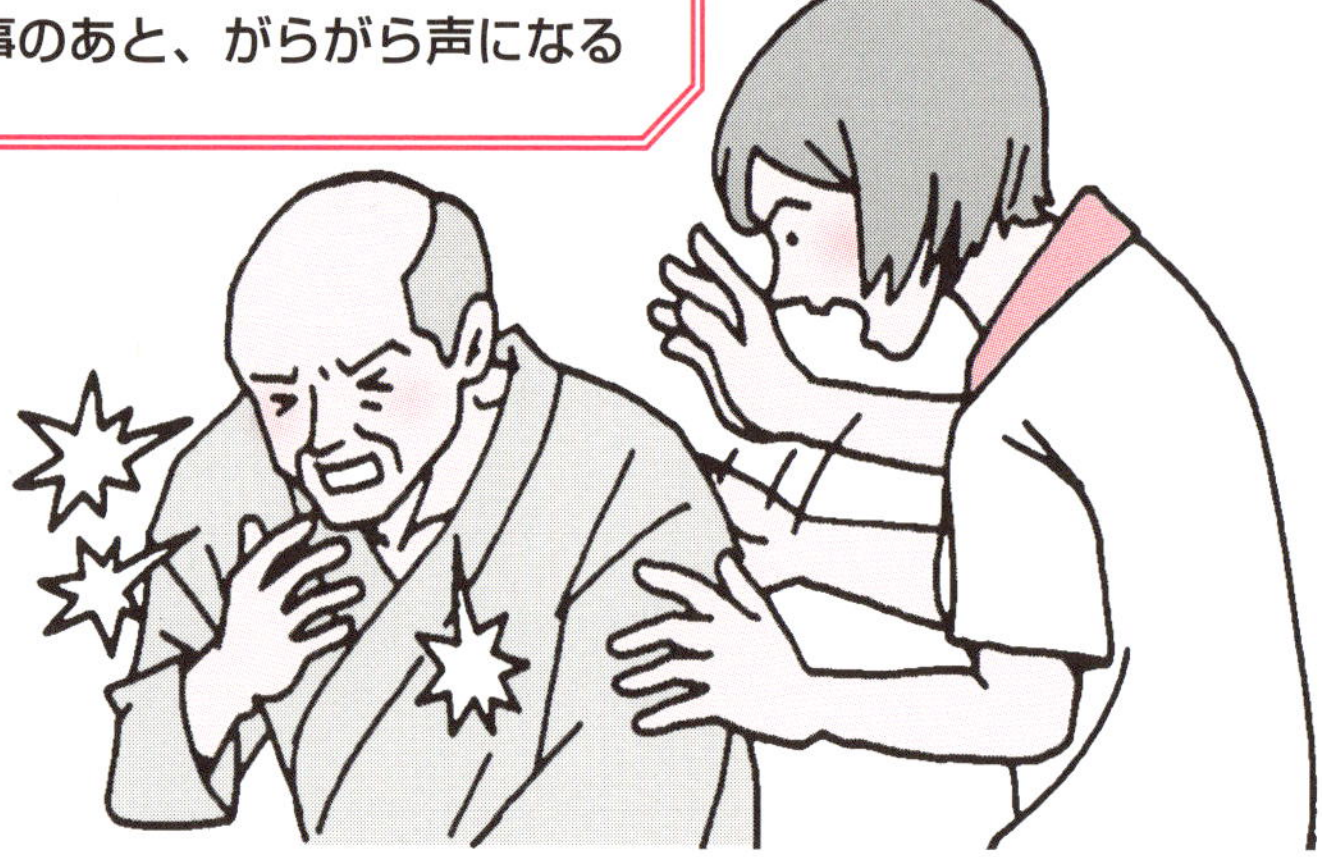

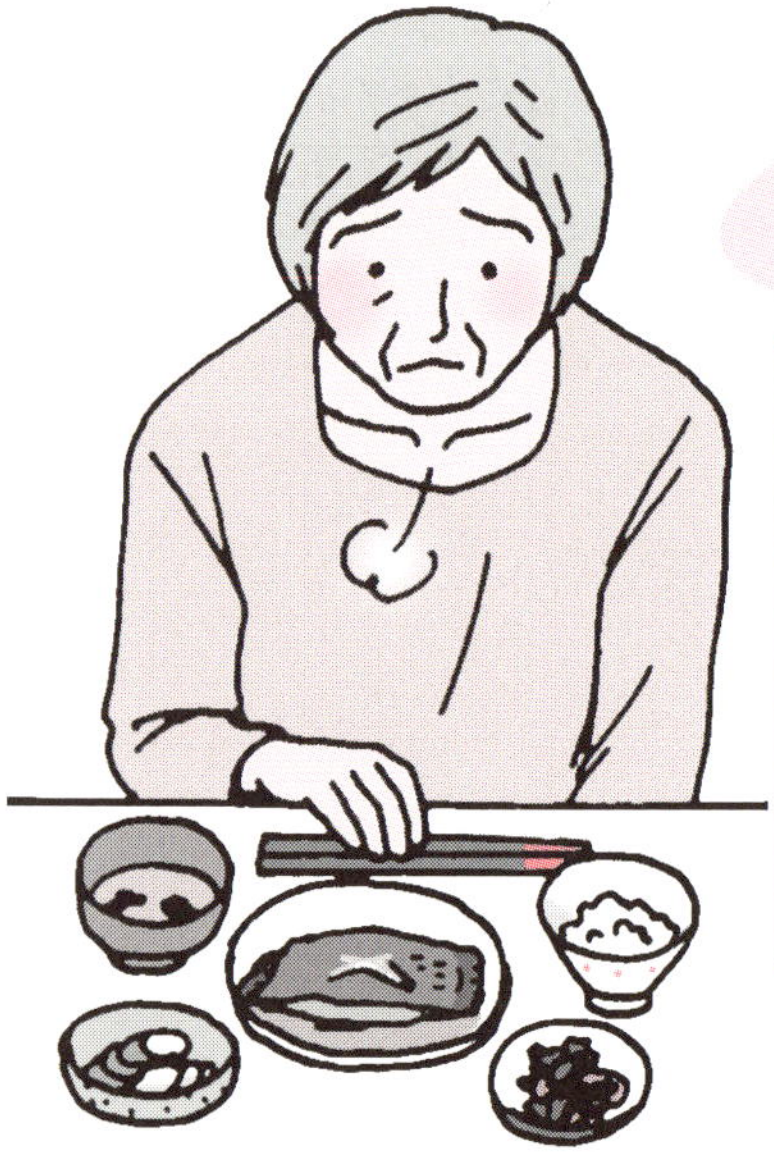

食生活の変化は?

- □食事をするのに長い時間がかかるようになった
- □ごはんよりめん類を好むようになるなど、食事の好みが変わってきた
- □食べるとすぐ疲れてしまい、残してしまう

気になる食事のトラブルは？

□飲食をすると、のどに違和感がある

□飲食をすると、胸が詰まったような感じがする

□食べこぼしが多い

□飲み込んだあとも、口の中に食物が残ってしまう

□過去に、食物をのどに詰まらせたことがある

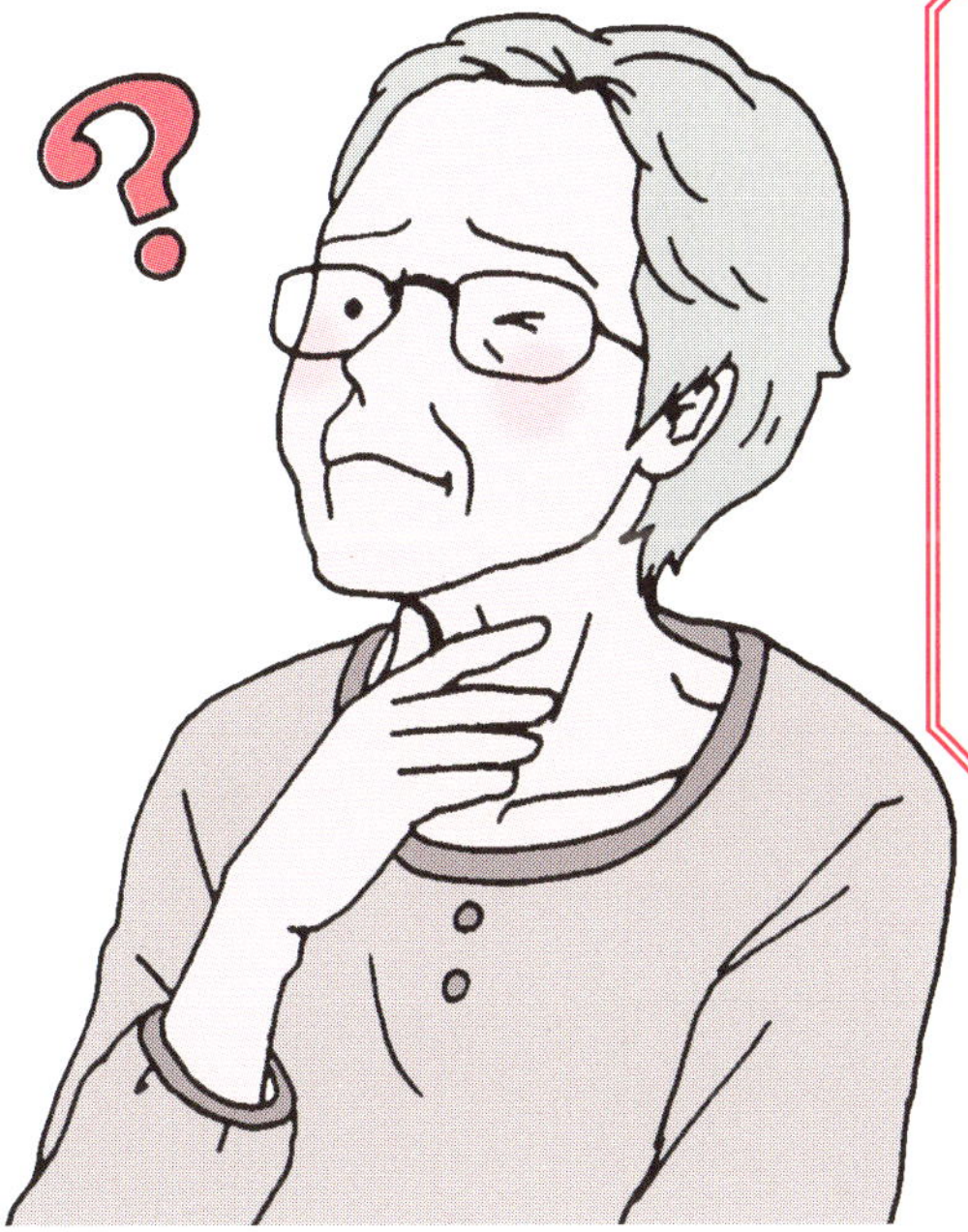

気になる様子は？

□体重が減少してきた、やせてきた

□水分をとりたがらない

□発熱をくり返したり、微熱が続いたりしている

解説　ここに挙げたのは、嚥下障害があるときに起こりやすいサインです。たとえ嚥下障害が原因ではなくても、こうした症状がみられる場合には、なんらかの異変が生じている可能性があります。

　1つでもチェックがついたら、嚥下障害をかかえていないか、嚥下障害があるとしたらその原因はなにか、医療機関で詳しい評価を受けるようにしましょう。18ページの質問紙も、あわせて活用してください。

とくに注意が必要な人

年齢が高くなればだれにでも起こりうる

元気なうちは、口からものを食べることに、なんの苦労も困難もなかったはず。しかし、「食べる力」は年齢とともに衰えやすくなります。病気をかかえている人はとくに注意が必要です。

病気で体が弱っている人

全身状態が悪化しているときには、食べる力も衰えてしまいます。食べられない状態が続くことで、さらに体が弱ってしまうという悪循環も心配です。

体力の衰えが目立つ高齢者

嚥下障害は老化の現れという側面もありますが、加齢だけが原因で、嚥下障害になるわけではありません。100歳でも食べることになんの問題もない人もいます。

ただ、加齢とともに進行しやすいフレイル（介護を要するほどではないが心身の機能が低下した状態）や、サルコペニア（筋肉減少症→62ページ）は、嚥下障害をまねきやすくなります。

脳卒中の経験がある人

食物をうまく飲み込むには、脳の働きが重要です。脳機能の一部が損なわれると、飲み込み動作ができなくなってしまうことがあります。また、運動マヒのために、うまく食べられなくなることもあります。

認知機能が低下している

目の前のものを食物と認識できない、食べることを含め、あらゆることに意欲がわかないなど、認知機能のいちじるしい低下が、食べることをむずかしくしてしまうこともあります。

食べる力を保つ、あるいは回復するためには、適切な対応をとっていくことが必要です。本書で、その方法を学んでいきましょう！

1

口からうまく食べられない、飲み込めない

噛《か》めない、飲み込めない、むせてしまうなど、
「うまく食べられない」といっても、その状態はさまざまです。
なぜ、うまく食べられなくなるのか、
放置しておくとどうなるのか、
基本的な知識を身につけておきましょう。

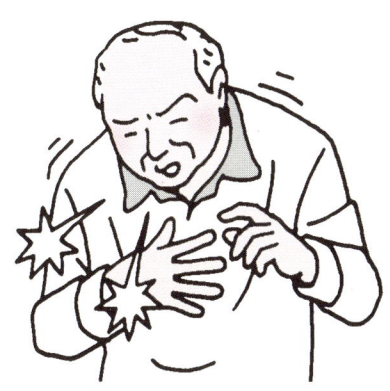

考えておこう

食べることには栄養摂取以上の意味がある

口から食べられなくなっても栄養補給をする方法はありますから、命を保つことはできます。だからといって、「口から食べること」をすぐにあきらめるべきではありません。

口から食べることがもたらすもの

私たちの心身は、口から食べることで、栄養摂取にとどまらない、よい影響を受けています。

根源的な欲求が満たされる

食べることは、生きていくために欠かせない行為です。人間が兼ね備えている根源的な欲求として、「食べたい」という気持ちが生まれます。それが満たされたとき、大きな満足感を得ることができます。

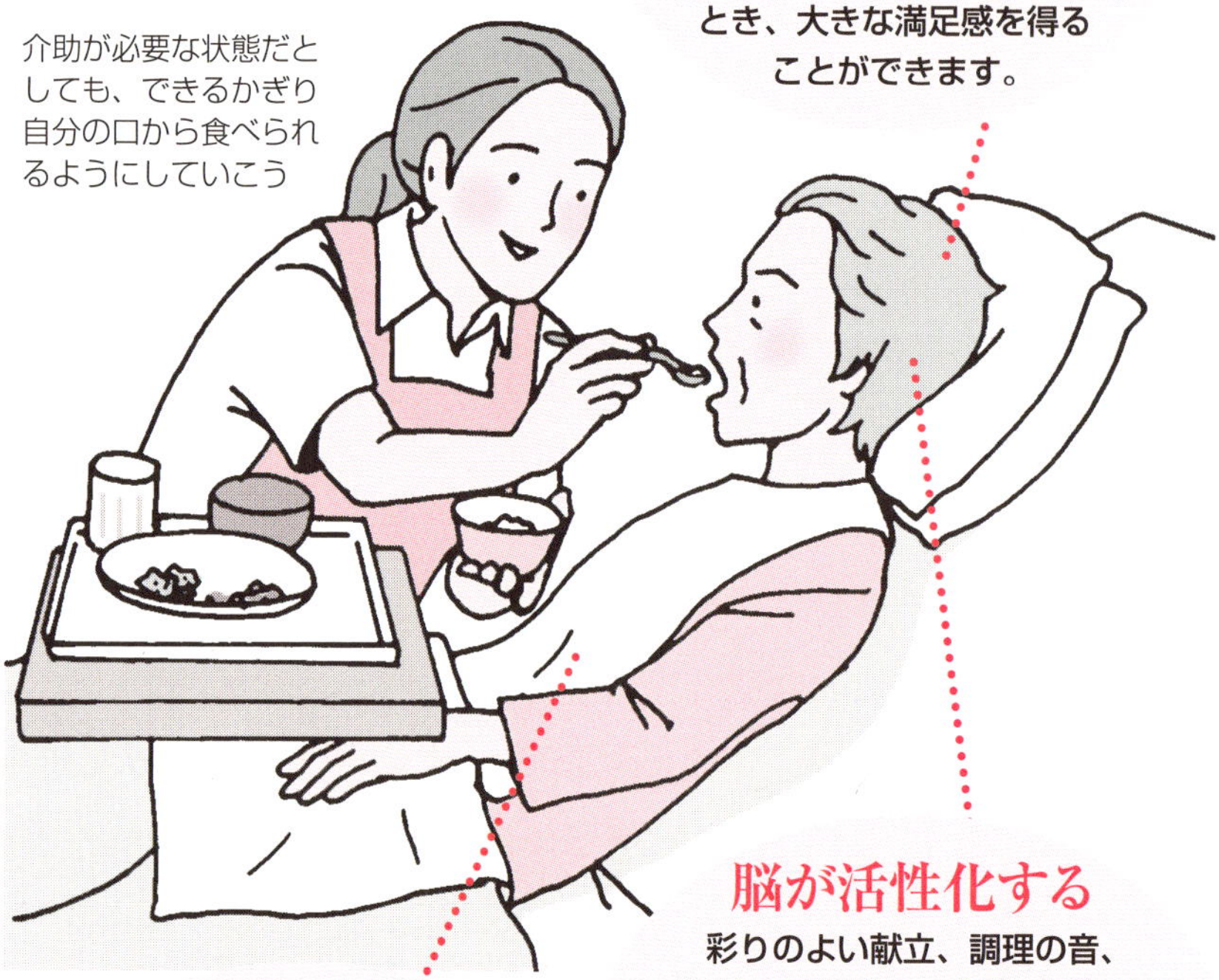

介助が必要な状態だとしても、できるかぎり自分の口から食べられるようにしていこう

脳が活性化する

彩りのよい献立、調理の音、おいしそうな匂い、持ち上げたり噛んだりしたときの触感、味わいなど、食べる行為は五感を刺激し、脳を活性化させます。脳がさかんに働くことで、意識がはっきりしてきます。

消化管の活動がさかんになる

五感が刺激されることで、胃や腸などの消化管は実際に食物が入ってくる前から受け入れ準備を始めます。そのため、胃などに直接、流動食や栄養剤などを注入するより消化吸収がよく、下痢などの問題も起こりにくくなります。

食べることは大きな喜びをもたらす

おいしいものを食べ、飲み、味わうことが、人生に大きな喜びをもたらすものであることは言うまでもありません。

病気や加齢などの影響でうまく食べられない状態になっても、「口から食べないようにする」という選択肢を選ぶ前に、できることはいろいろあります。安易な判断で人生の喜びを捨て去ることがないように、食べる力の維持・回復をはかっていきましょう。

唾液《だえき》の分泌が促される

「おいしそう」と感じたり、口に入れて噛み、味わったりすることで、唾液の分泌が促されます。唾液は消化を助けるだけでなく、細菌の増殖を抑えたり、口の中の汚れを洗い流したりするなど、さまざまな働きがあります。

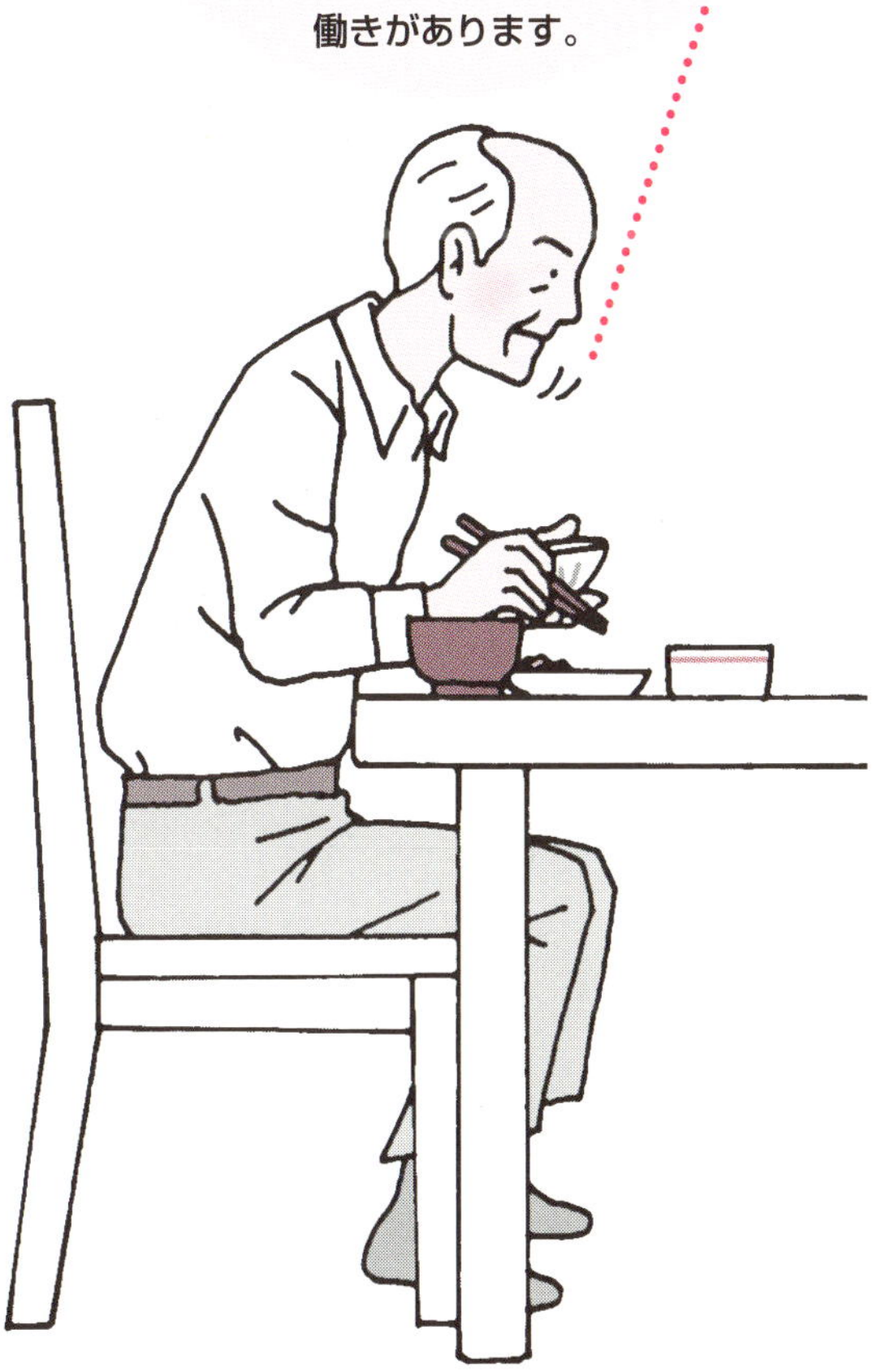

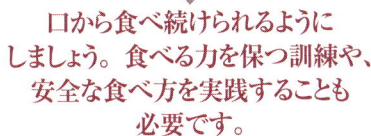

程度の差はあるが、年をとれば多くの人は「食べる力」が低下する。口から安全に食べ続けられるようにするには、積極的な取り組みが必要

長期的な目標をもとう

食べることに問題があるといっても、その程度はさまざまです。現状を踏まえたうえで、なにを目指すかを考えておきましょう。

問題はあるけれど、食べられているのなら

↓

口から食べ続けられるようにしましょう。食べる力を保つ訓練や、安全な食べ方を実践することも必要です。

病気や治療のために、食べられない状態になっている人は

↓

すぐに「口からは無理」とあきらめず、食べる力の回復をはかりましょう。ただ、手を尽くしても、食べられるようにはならないこともあるのが厳しい現実です。

摂食嚥下とは

じつは複雑で精巧な「食べる」しくみ

「食べる」という一言で表される行為は、いくつもの過程に分解することができます。食物がおなかのなかに収まるまでには、複雑なしくみが隠されているのです。

摂食嚥下のメカニズム

目の前のものを食物と認識して口に入れ、噛み砕いて飲み込むという一連の流れを摂食といいます。嚥下はその一部。食物が口から胃に至るまでの流れは、いくつかの段階に分けて考えると理解しやすいでしょう。

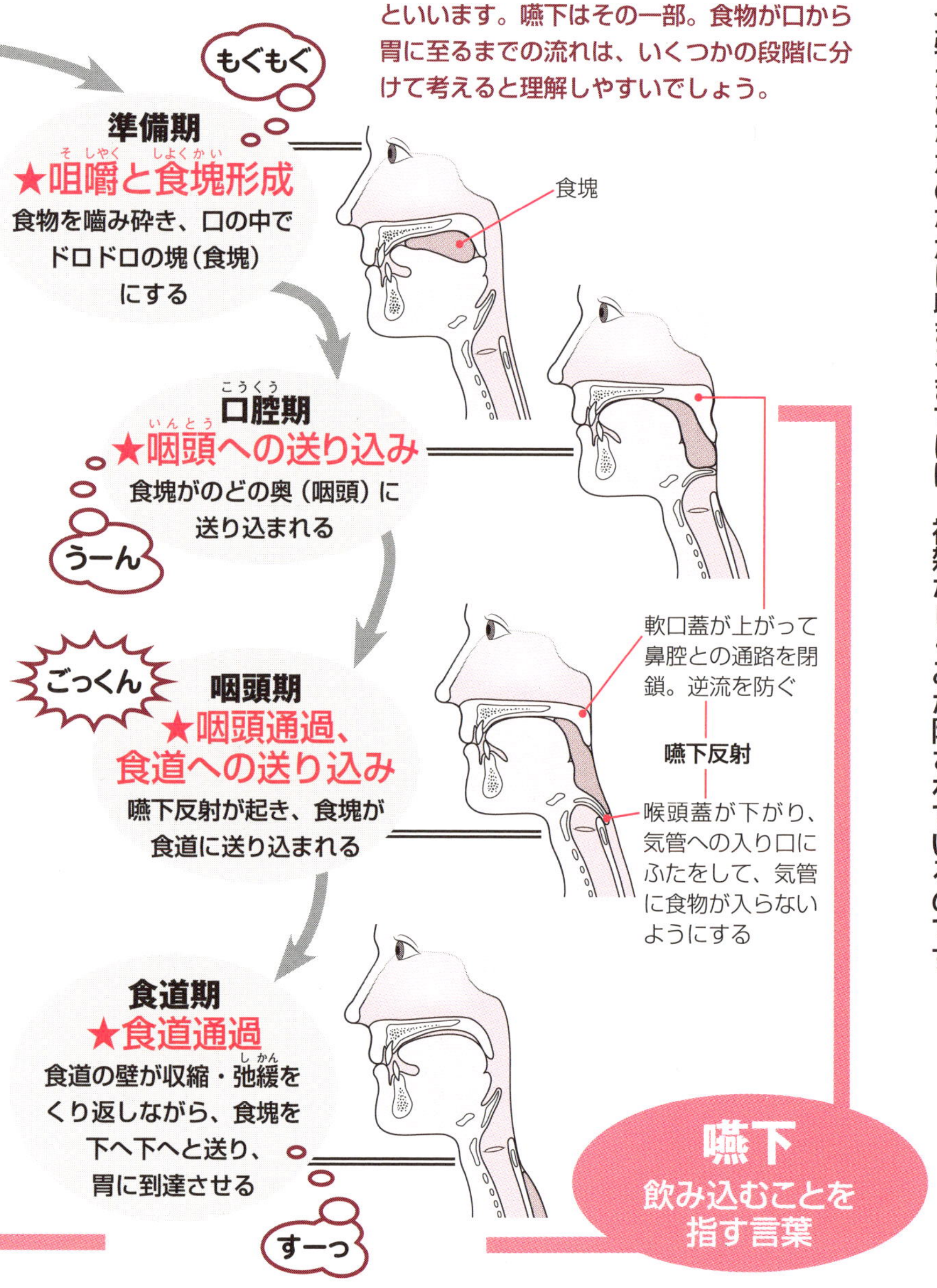

もぐもぐ
準備期
★咀嚼《そしゃく》と食塊《しょくかい》形成
食物を噛み砕き、口の中でドロドロの塊（食塊）にする
食塊
口腔《こうくう》期
★咽頭《いんとう》への送り込み
食塊がのどの奥（咽頭）に送り込まれる
うーん
ごっくん
咽頭期
★咽頭通過、食道への送り込み
嚥下反射が起き、食塊が食道に送り込まれる
軟口蓋が上がって鼻腔との通路を閉鎖。逆流を防ぐ
嚥下反射
喉頭蓋が下がり、気管への入り口にふたをして、気管に食物が入らないようにする
食道期
★食道通過
食道の壁が収縮・弛緩《しかん》をくり返しながら、食塊を下へ下へと送り、胃に到達させる
すーっ
嚥下
飲み込むことを指す言葉

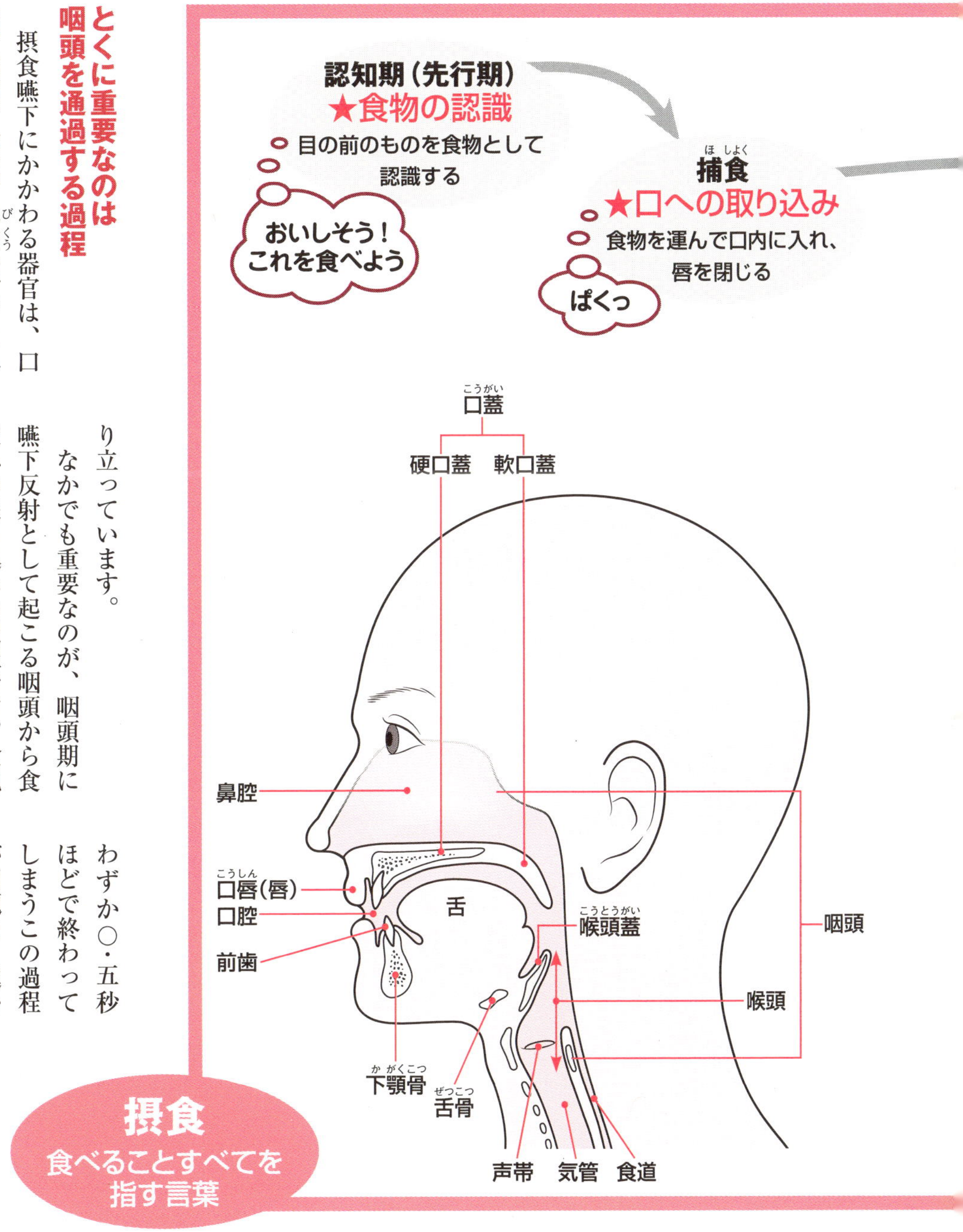
認知期（先行期）
★食物の認識
目の前のものを食物として
認識する
おいしそう！
これを食べよう
捕食《ほしょく》
★口への取り込み
食物を運んで口内に入れ、
唇を閉じる
ぱくっ
口蓋《こうがい》
硬口蓋
軟口蓋
鼻腔
口唇《こうしん》(唇)
口腔
前歯
舌
喉頭蓋《こうとうがい》
咽頭
喉頭
下顎骨《かがくこつ》
舌骨《ぜつこつ》
声帯
気管
食道
摂食
食べることすべてを
指す言葉

とくに重要なのは咽頭を通過する過程

摂食嚥下にかかわる器官は、口腔、咽頭、食道、鼻腔《びくう》など。これらの器官やそれを取り囲む骨や筋肉が、巧みに連携しながら働くことで、「食べる」という行為が成り立っています。

なかでも重要なのが、咽頭期に嚥下反射として起こる咽頭から食道への送り込みの過程です。食塊が食道をそれて気管に入り込むと、誤嚥《ごえん》や窒息が起こる危険性があるからです(→22ページ)。通常、わずか〇・五秒ほどで終わってしまうこの過程が問題なく進むかどうかが、口から食べられるかどうかを判断する重要なポイントです。

嚥下障害とは

飲み下す前の段階に問題があることも

摂食嚥下の過程のどこかに問題があると、うまく食べられなくなります。嚥下障害とは、うまく飲み込めない状態のこと。ただし、それ以前の段階で問題が起きていることもあります。

嚥下障害の意味が広がってきている

嚥下という言葉は、咀嚼してドロドロになった食塊を飲み込むことを指しています。ですから、うまく飲み込めないのであれば、嚥下障害があることになります。

けれど、飲み込む過程より前に問題が生じ、そのためにうまく食べられなくなることもあります。本来、食べることの障害は、摂食嚥下障害というのが正しいのですが、最近は、うまく食べられない状態すべてを指す言葉として、嚥下障害という用語を使うことも増えています。

本書で嚥下障害という言葉を使うときも、原則的には摂食嚥下障害を指すことにします。

摂食嚥下障害を伴いやすい状態

食べる行為を成り立たせている一連の流れを妨げる原因はいろいろですが、大きく３つのタイプに分けることができます。

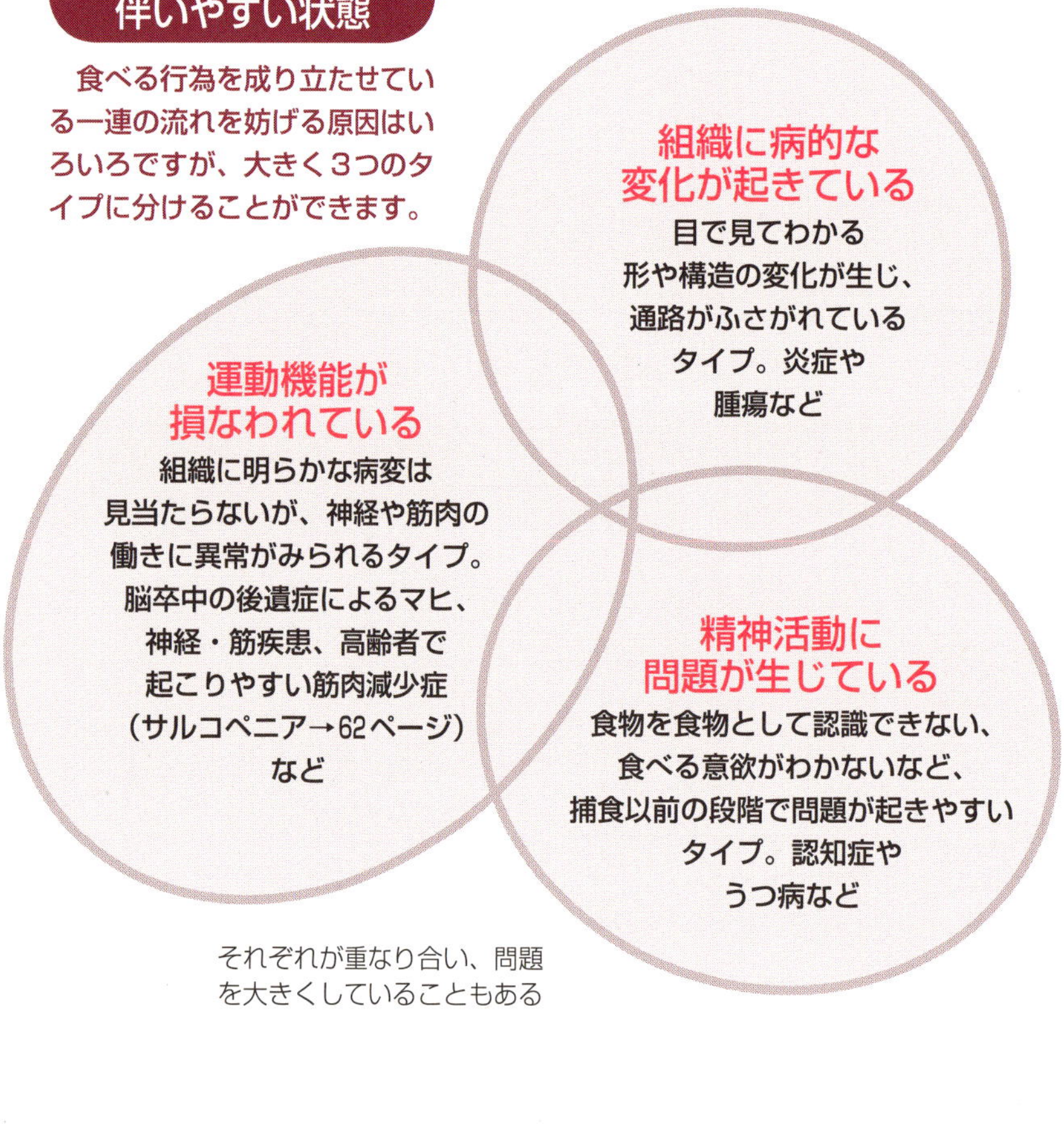

組織に病的な変化が起きている
目で見てわかる形や構造の変化が生じ、通路がふさがれているタイプ。炎症や腫瘍など
運動機能が損なわれている
組織に明らかな病変は見当たらないが、神経や筋肉の働きに異常がみられるタイプ。脳卒中の後遺症によるマヒ、神経・筋疾患、高齢者で起こりやすい筋肉減少症（サルコペニア→62ページ）など
精神活動に問題が生じている
食物を食物として認識できない、食べる意欲がわかないなど、捕食以前の段階で問題が起きやすいタイプ。認知症やうつ病など

それぞれが重なり合い、問題を大きくしていることもある

問題のありかと主な症状

食べる過程のどこに問題があるかによって、現れる症状は少し違います。ただし、それぞれは明確に区別できるものではなく連続的に起きるもの。症状は重なることもあります。

複数の過程に問題が生じていることもあるため、症状だけで問題のありかを断定することはできません。

認知期の障害

- □食物に興味・関心を示さない
- □食物に口をつけても反応しない

捕食の障害

- □唇を閉じられない
- □唇の閉じ方に左右差がある
- □食物が口からこぼれる
- □よだれが多い

準備期の障害

- □あごが上下するだけで、うまく噛めていない
- □口の中に食べ残しがたまっている
- □舌を自由に動かしたり突き出したりできない

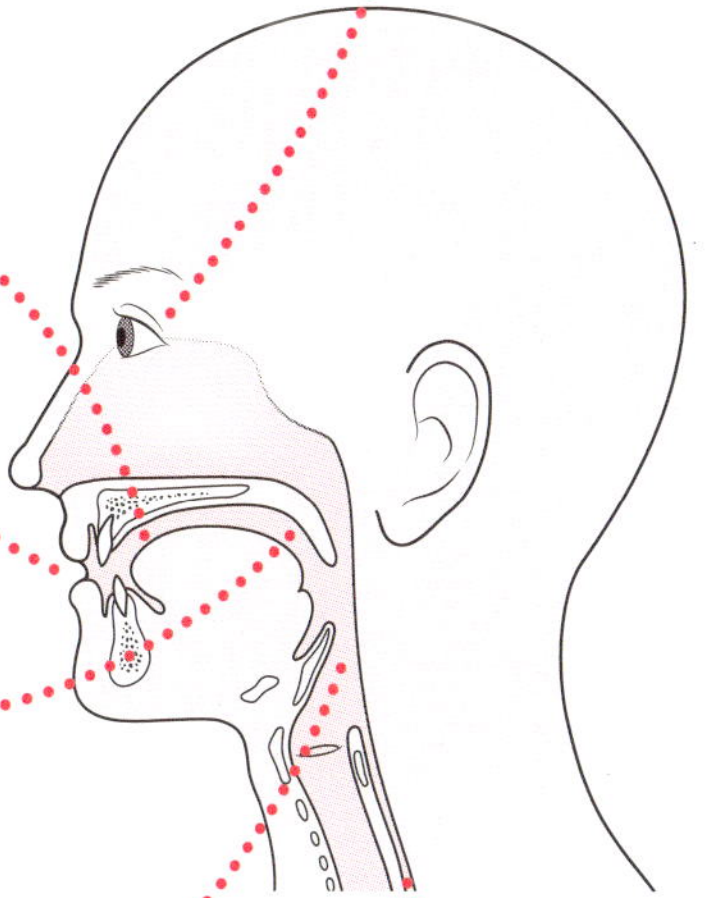

口腔期の障害

- □口の中に食べ残しがたまっている
- □舌を自由に動かしたり突き出したりできない
- □言葉が聞き取りにくい、話しづらい

咽頭期の障害

- □食べるとむせる
- □食後に咳が出る
- □のどに残留感がある
- □飲食後に声がかすれる
- □唾液を飲み込むのに時間がかかる

食道期の障害

- □胸がつかえる
- □飲み込んだものが逆流し、嘔吐《おうと》する
- □食後、夜間などにむせる、咳が出る

嚥下障害とは

始まり方にはいろいろなパターンがある

食べることの障害は、原因によって現れ方が違います。急に生じることもあれば、徐々に問題が明らかになっていくことも。対応のしかたや今後の見通しも変わってきます。

急に食べられなくなるパターン

急病や手術直後など、全身状態に影響するような事態が起きたときには、嚥下障害も起きやすくなります。状況しだいでは、急激に食べる力が衰えてしまうことがあります。

病気そのものの影響（脳卒中など）

急性の嚥下障害の原因となる病気としてもっとも多いのが脳卒中。脳の血管が詰まる脳梗塞や、破れてしまう脳出血により、脳の一部が損傷される病気です。脳卒中の直後は、50～100％に摂食嚥下障害がみられます。多くは、時間とともに改善してきますが、損傷を受けた部位によっては、回復がむずかしいこともあります（→40ページ）。

治療による影響

手術後、間もない時期には、絶食が言い渡されます。放射線療法や化学療法の影響で、吐き気、食欲の低下、口腔粘膜の障害などが起き、食べられなくなることもあります。

全身状態の悪化

体調が悪くなると食欲は低下しがちです。栄養不足のためにますます体力が低下し、全身状態が悪化していくという悪循環が始まってしまいます。

廃用症候群に注意!

病気のため、あるいは治療のために安静、絶食が続くと、食べる力は急速に衰えてしまうことがあります。本来、使うべき機能を使わないために機能低下が進んでしまう状態を廃用症候群といいます。できるだけ早く、適切に口から食べるための訓練を始めることが大切です。

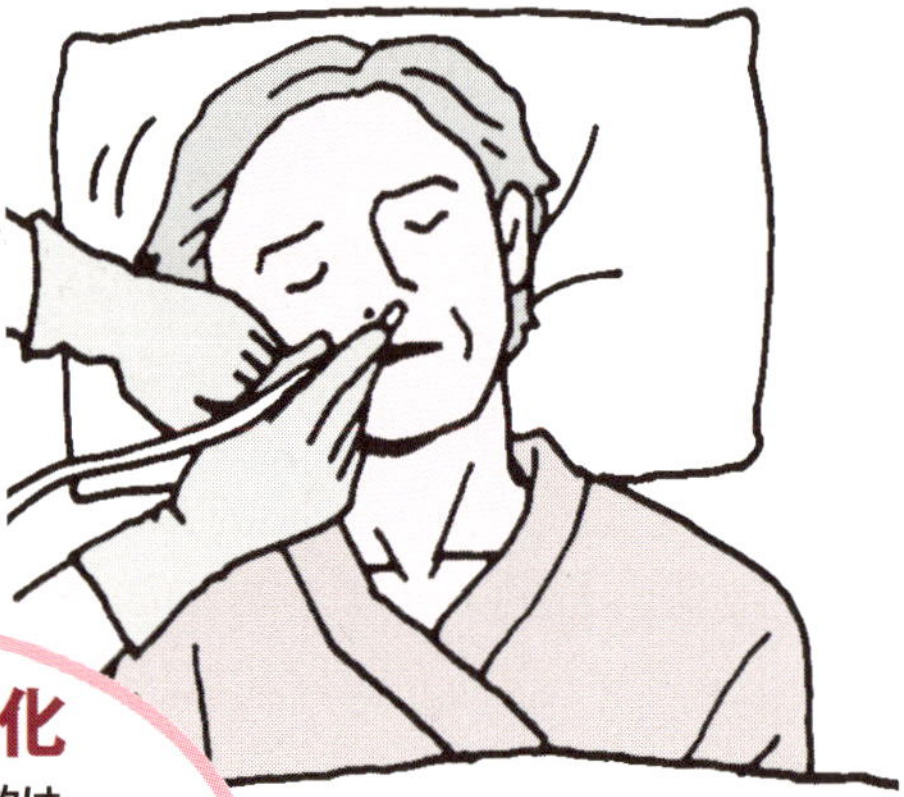

口から食べることがむずかしい場合には、チューブを介して栄養剤などを補給する経管栄養が実施される

徐々に問題が明らかになるパターン

口から食べているからといって、嚥下機能に問題がないとはいえません。

摂食嚥下にかかわる器官の多くは、息をしたり、声を出したりするときにも使われます。食べる力が衰えているときには、呼吸や発声にも問題が生じやすくなります。

むせたり、咳き込んだりすることが増えてきたなどという場合は、嚥下機能の低下が疑われる

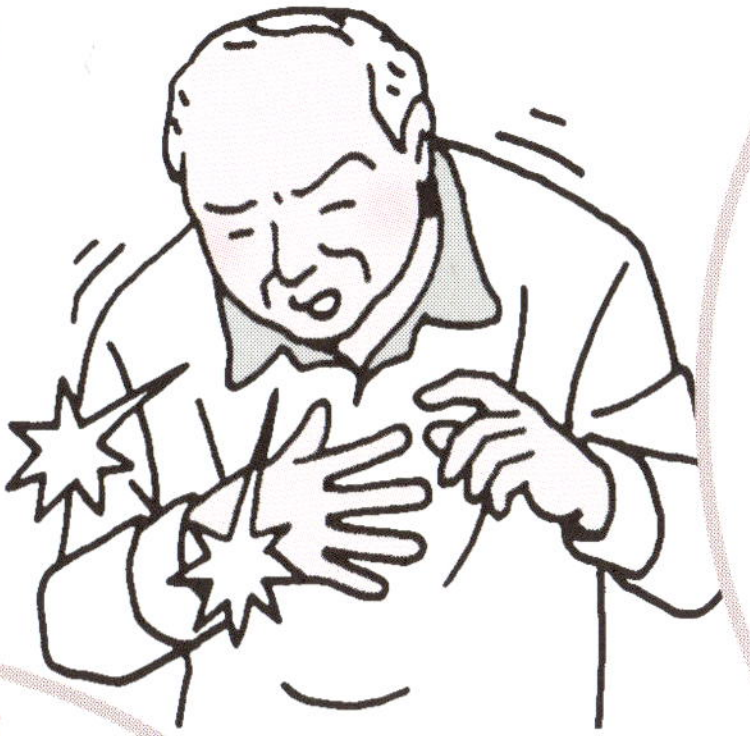

病気そのものの影響（神経や筋肉の病気、腫瘍など）

食べることにかかわる筋肉や神経の病気をもつ人は、持病の進行に伴って嚥下障害の程度も進んでしまうおそれがあります。腫瘍などの病変が食物の通過をじゃまして嚥下障害を引き起こしていることもあります。

治療薬の影響

持病の治療のために常用している薬の影響で、嚥下機能が低下していると考えられる例もあります。ただ、病気の治療に欠かすことができない場合もあるため、自己判断で薬を減らしたり、やめたりするのは危険です。

▼摂食嚥下障害を起こす可能性のある薬

抗精神病薬／睡眠薬／抗不安薬／抗うつ薬／気分安定薬／抗てんかん薬／抗ヒスタミン薬／抗コリン薬／抗がん剤／ステロイド／筋弛緩薬／β遮断薬／カルシウム拮抗薬／ビスホスホネート薬／非ステロイド性抗炎症薬　など

加齢による影響

年齢が高くなることで起こるさまざまな変化が、摂食嚥下機能の低下につながっています。だれもが避けることのできない生理的な変化ではありますが、積極的な対策をとることで、加齢の影響を少なくすることは可能です。

「年をとること」が根底にある

若い頃には健康だったとしても、年をとれば多くの人に多かれ少なかれ嚥下障害がみられるようになります。年齢を重ねれば、筋肉や神経の働きはだれしも低下していきます。嚥下障害を起こす病気も起きやすくなります。病気になれば、治療が必要です。その治療の影響で、嚥下機能が低下してしまうこともあります。

だれもが直面する可能性のある問題として、向き合っていかなければなりません。

筋肉の減少に注意！

年をとると全身の筋力が衰えがちです。飲み込み動作に必要な頸部の筋力も落ち、うまく飲み込めなくなっていく危険性があります。この状態はサルコペニア（筋肉減少症）といわれ、高齢者の嚥下障害の原因として注目されています(→62ページ)

試してみよう

日頃の様子をチェックしてみよう

食べる力が徐々に衰えてきたという場合、気になる様子はあっても嚥下障害のサインとは気づかず、本人も家族も見過ごしがち。改めてチェックしておきましょう。

摂食嚥下障害評価のための質問紙

下記の質問紙（聖隷式《せいれいしき》嚥下《えんげ》質問紙《しつもんし》）は、嚥下障害がある可能性が高い人をふるいわけするスクリーニングテスト用のもので、高い信頼性があります。経過をみたり、リハビリの効果を確認したりするためにも用いられています。

大熊るり他：「摂食・嚥下障害スクリーニングのための質問紙の開発」日本摂食･嚥下リハビリテーション学会雑誌，6（1):pp.3-8, 2002をもとに作成

1. 肺炎と診断されたことがありますか？	A くり返す	B 一度だけ	C なし
2. やせてきましたか？	A 明らかに	B わずかに	C なし
3. ものが飲み込みにくいと感じることがありますか？	A よくある	B ときどき	C なし
4. 食事中にむせることがありますか？	A よくある	B ときどき	C なし
5. お茶を飲むときにむせることがありますか？	A よくある	B ときどき	C なし
6. 食事中や食後、それ以外のときにも、のどがゴロゴロ（痰がからんだ感じ）することがありますか？	A よくある	B ときどき	C なし
7. のどに食べ物が残る感じがすることがありますか？	A よくある	B ときどき	C なし
8. 食べるのが遅くなりましたか？	A よくある	B ときどき	C なし
9. 硬いものが食べにくくなりましたか？	A よくある	B ときどき	C なし
10. 口から食べ物がこぼれることがありますか？	A よくある	B ときどき	C なし
11. 口の中に食べ物が残ることがありますか？	A よくある	B ときどき	C なし
12. 食べ物や酸っぱい液が胃からのどに戻ってくることがありますか？	A よくある	B ときどき	C なし
13. 胸に食べ物が残ったり、詰まった感じがすることがありますか？	A よくある	B ときどき	C なし
14. 夜、咳で眠れなかったり目覚めることがありますか？	A よくある	B ときどき	C なし
15. 声がかすれてきましたか？（がらがら声、かすれ声など）	A たいへん	B わずかに	C なし

判定のしかた

- **A**に１つでも回答があれば「嚥下障害あり」
- **B**には複数の回答があっても「嚥下障害の疑い」ないし「臨床上問題ないレベル」

※判定結果はあくまでも目安です。気になる点がある場合には、医療専門職（→28ページ）に相談し、アドバイスを受けてください。

症状から考えられる主な病態と障害

右ページの質問紙や、6～7ページに示した嚥下障害のサインから、どこにどんな問題が生じているか、おおよその目安をつけることができます。ただし、症状だけで正確な診断はできません。必要に応じて詳しい検査を受けてください（→30ページ）。

痰がからみやすい

⇒ 誤嚥があると痰の量が増加する

口に食べかすが残る

⇒ 口腔内の知覚障害、舌の運動障害など

食後、がらがら声、かすれ声になる

⇒ のどの奥に食べかすがたまっている可能性がある

肺炎をくり返す

⇒ 食物や唾液が気管に入り込み、肺炎を起こしやすくしている可能性がある（→誤嚥性肺炎：24ページ）

咳

⇒ 食事中や食後すぐに増えるなら誤嚥が疑われる。寝ているときなら逆流による誤嚥の疑いがある

やせてきた／食べるのが遅い／食事をすると疲れる／残す量が多い

⇒ 嚥下障害があると、食べるだけでひと苦労。十分に食べられずに体力が低下している可能性もある

むせる

⇒ 誤嚥の重要なサイン。飲み込みの過程に問題がある可能性が高い。水分はとくにむせやすい。飲食していないときに唾液でむせることもある

硬いものが食べられない／食べものの好みが変わった

⇒ 咀嚼能力の低下、舌の機能低下、唾液の分泌不良など

食べこぼしが多い

⇒ 取り込み障害、口唇、頬《ほお》のマヒなどが考えられる

食物や酸《す》っぱい液が上がってくる

⇒ 胃の内容物が逆流しやすくなっている

のどや胸が詰まった感じがする

⇒ まずは悪性腫瘍の有無を確認。問題なければ機能的なもの

飲み込みにくい

⇒ 咽頭への送り込み障害などが考えられる

徐々に進む嚥下障害は存在に気づくことが大切

急に食べられない状態になれば、受診をためらうことはないでしょう。ところが、徐々に状態が悪化していく場合には、「年齢のせい」「しかたがない」とあきらめがちです。放置していれば問題は大きくなるばかり。まずは嚥下障害の存在に気づくことが必要です。

試してみよう

三〇秒間でつばを何回飲み込めるか

どの程度、食べる力があるかを確かめるために、つば（唾液）を飲み込んでみてもらう方法があります。家庭でも手軽にできるテスト法なので、ぜひ試してみてください。

反復唾液嚥下テストでチェック

飲み込む力を確かめるためのスクリーニングテストのひとつ。唾液を飲み込む回数が少ない人は、嚥下機能の低下が疑われます。実際の食事の場面でも、飲み込みに苦労していると考えられます。

反復《はんぷく》唾液《だえき》嚥下《えんげ》テストの進め方

①楽な姿勢で座る
②口の中を湿らせる
③のど仏に指を当てる
④30秒間、つばの飲み込みをくり返し、飲み込めた回数を数える

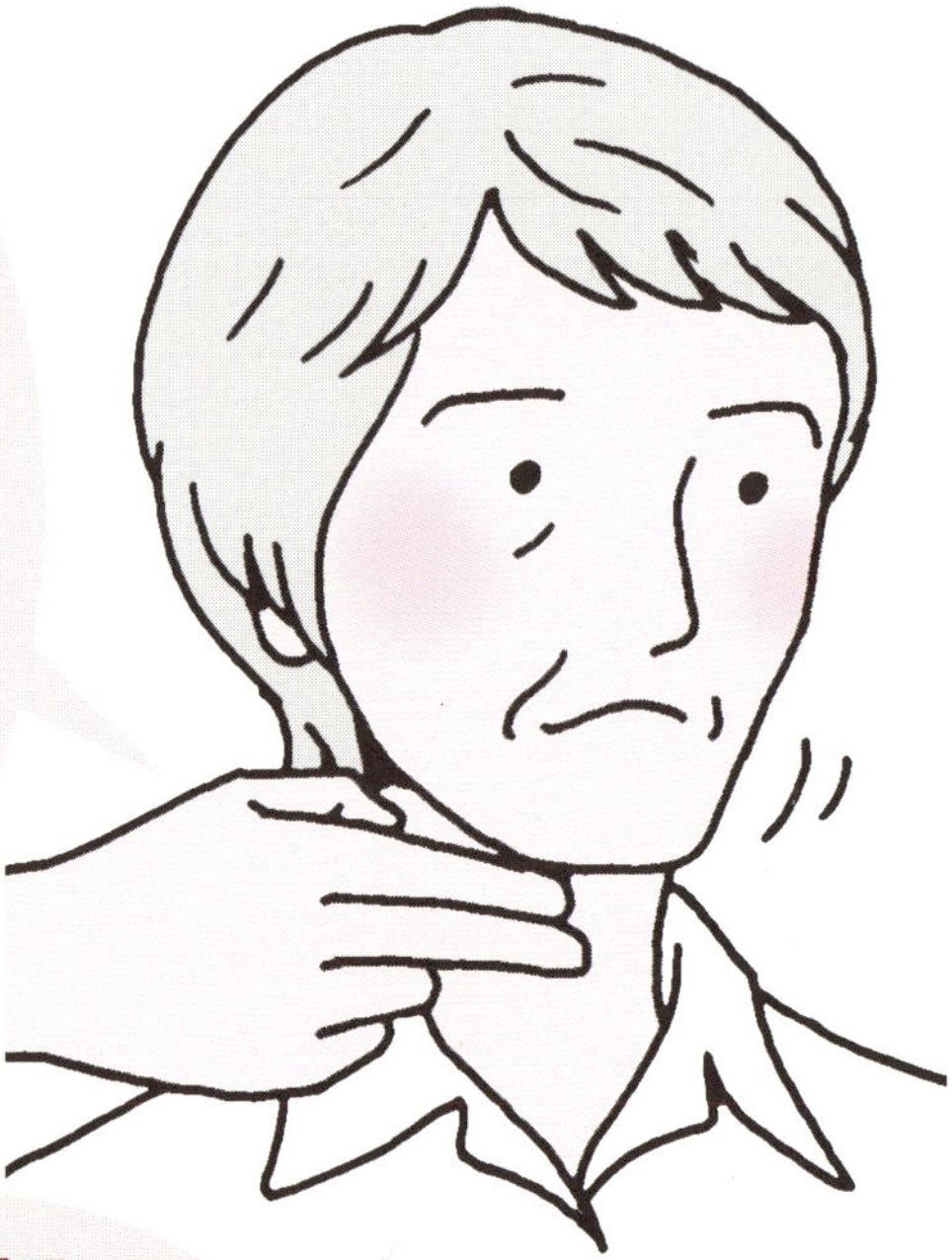

のど仏の動きに注目

「ごくん」と飲み込むときには、のど仏や舌骨（→13ページ）が引き上げられ、また元の位置に戻るという動きがみられます。テストをする人、あるいはテストを受ける本人が、のど仏とあごの下の舌骨部分に指の腹を当てながらおこなうと、飲み込めているかどうかがよくわかります。

30秒間で3回以上なら正常

高齢者の場合、3回以上「ごくん」とできれば、嚥下機能に特別な問題はないと考えられます。1回または2回しかできない人は異常です。健康なら何回も「ごくん」と飲み込めます。

口の中が乾燥していると飲み込み動作をしにくい。口をゆすぐなどして、口内を湿らせてから実施するとよい

機能的な嚥下障害の有無を確かめる

嚥下障害が疑われる症状はいろいろありますが、機能的な嚥下障害を見つけだすために手軽におこなえるのが「反復唾液嚥下テスト」です。飲み込む力が保たれているかどうか、チェックしておきましょう。

指示がきちんと理解できる状態の人であれば、有用なテストです。意識がはっきりしているときに実施してみましょう。

三〇秒間で二回以下なら対策が必要

三〇秒間では「ごくん」とできない、あるいはできても一〜二回というように飲み込みに苦労するようなら、嚥下機能の低下が疑われます。食べ方、食べるものの性状に工夫が必要な状態かもしれません。

専門的な知識のある医師や看護師、介護職の人などに相談をしてみましょう。場合によっては専門的な検査も必要です。

「水飲みテスト」でチェックすることも

医療機関などでは、唾液ではなく少量の水を実際に飲んでもらう「水飲みテスト」が実施されることもあります。重い嚥下障害がある人は、ごくわずかな水でもむせて苦しくなることがあるため、必ず専門のスタッフのもとでおこなうようにします。

水飲みテストの進め方

常温の水30mlを用いるテスト。楽な姿勢で座り、コップに入れた水を飲む。飲み方、むせの状態、飲み終わるまでの時間などから、異常があるかどうかを判断する

①１回でむせずに飲めた
②むせないが、２回以上に分けて飲んだ
③１回で飲めたがむせた
④２回以上に分けて飲んでも、むせる
⑤むせてしまい、全部飲めない

判定

①で５秒以内に飲める……正常
①で５秒以上かかる、
あるいは②……異常の疑い
③、④、⑤……異常

障害が重い場合の方法

重度の嚥下障害では、わずかな量でもむせたり、呼吸が苦しくなったりすることもあるため、さらに水の量を減らした「改訂水飲みテスト」をおこなうこともあります。

冷水３mlを口の中に注ぎ、飲み込んでもらう。飲み込めるかどうか、むせるか、呼吸や声に変化がみられるかなどをみる

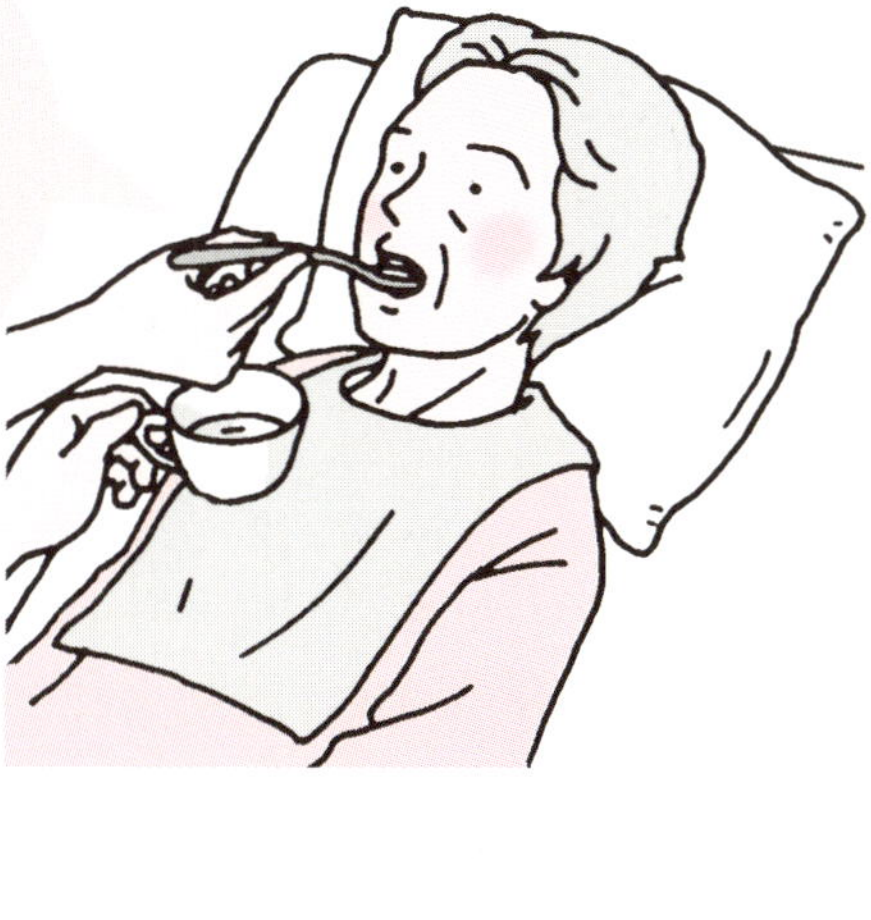

嚥下障害の影響

窒息、誤嚥、低栄養……命にかかわる事態も

「むせたりこぼしたりはするけど、一応は食べられているからいいだろう」と放置しておくのは危険です。嚥下障害がもとで命にかかわる事態をまねくことにもなりかねません。

放置しておけば全身に悪影響が及ぶ

年齢が高くなれば、体の機能は少しずつ衰えていきます。筋力の低下とともに食べる力も低下し、嚥下障害がみられるようになるのはよくあることです。

だからといってうまく食べられない状態を放置しておくと、栄養状態が悪化し、体力・免疫力が低下しやすくなります。大病をしたり、体調を崩したりすれば、さらに嚥下障害は進み、ますます体力がなくなっていくという悪循環も起きてきます。

嚥下障害にきちんと対応していくことが、すこやかな生活のために重要な意味をもっているのです。

直接的な問題は窒息、誤嚥

嚥下障害が直接引き起こす危険な事態としては、窒息や誤嚥があります。窒息は、対応を誤れば死亡事故につながります。誤嚥は、誤嚥性肺炎（→24ページ）をまねく要因になります。

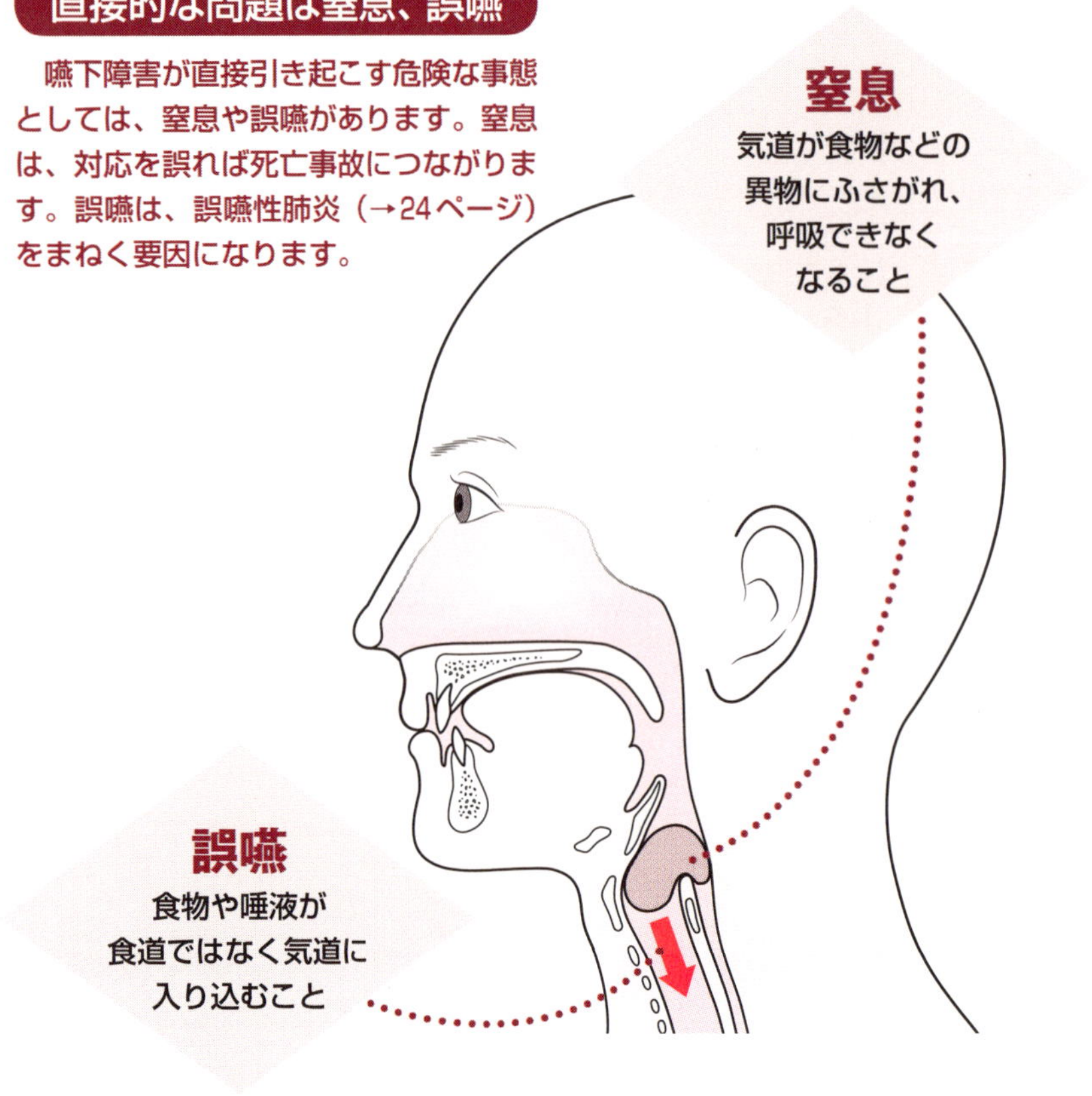

窒息
気道が食物などの
異物にふさがれ、
呼吸できなく
なること
誤嚥
食物や唾液が
食道ではなく気道に
入り込むこと

悪循環が起こりやすい

食べる力が弱くなっていくと、連鎖的にさまざまな変化が生じてきます。それぞれが悪影響を与え合う結果、摂食嚥下障害が進み、口から食べられない状態になるおそれもあります。

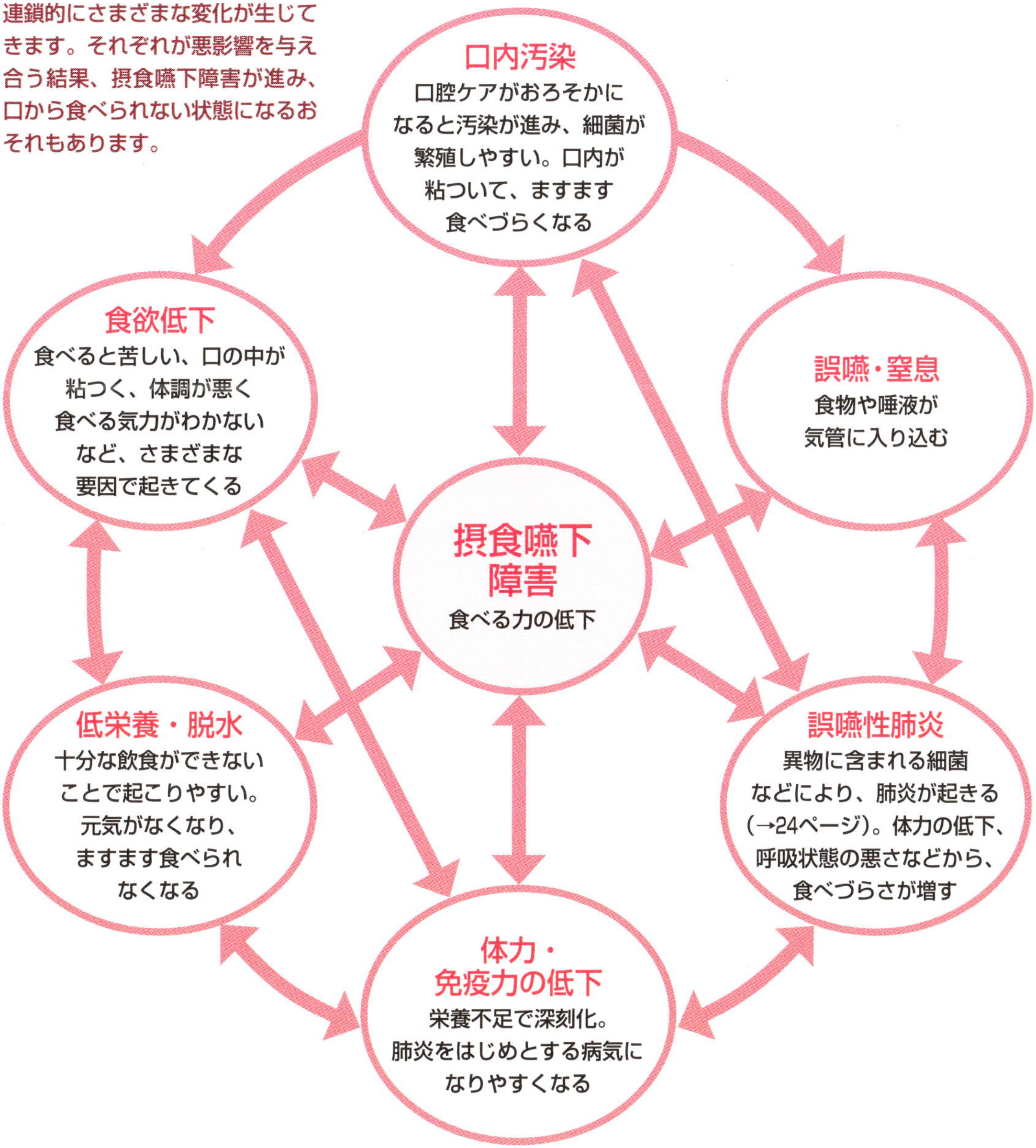
口内汚染
口腔ケアがおろそかになると汚染が進み、細菌が繁殖しやすい。口内が粘ついて、ますます食べづらくなる
食欲低下
食べると苦しい、口の中が粘つく、体調が悪く食べる気力がわかないなど、さまざまな要因で起きてくる
誤嚥・窒息
食物や唾液が気管に入り込む
摂食嚥下障害
食べる力の低下
低栄養・脱水
十分な飲食ができないことで起こりやすい。元気がなくなり、ますます食べられなくなる
誤嚥性肺炎
異物に含まれる細菌などにより、肺炎が起きる(→24ページ)。体力の低下、呼吸状態の悪さなどから、食べづらさが増す
体力・免疫力の低下
栄養不足で深刻化。肺炎をはじめとする病気になりやすくなる

誤嚥性肺炎

わずかな誤嚥が重い病気につながる

高齢者の肺炎の大部分は誤嚥性肺炎と報告されています。雑菌を含んだ食物や唾液などの異物が気管に入り込むことで、肺炎が生じてしまうのです。

高齢者は肺炎が命とりになりやすい

肺炎で亡くなる人が増えています。「風邪をこじらせたもの」という程度の認識の人もいるかもしれませんが、肺炎は日本人の死因の第三位を占める重い病気です。

肺炎による死亡者の九五％以上は六五歳以上の高齢者であり、その多くは誤嚥が引き金になっています。

誤嚥は肺炎をまねくもと

肺炎は、読んで字のごとく肺に炎症が生じ、呼吸困難をまねく病気です。炎症を起こす原因はさまざまですが、高齢になればなるほど、誤嚥がきっかけとなって生じる「誤嚥性肺炎」の割合が増えていきます。

▼肺炎入院患者における誤嚥性肺炎の割合

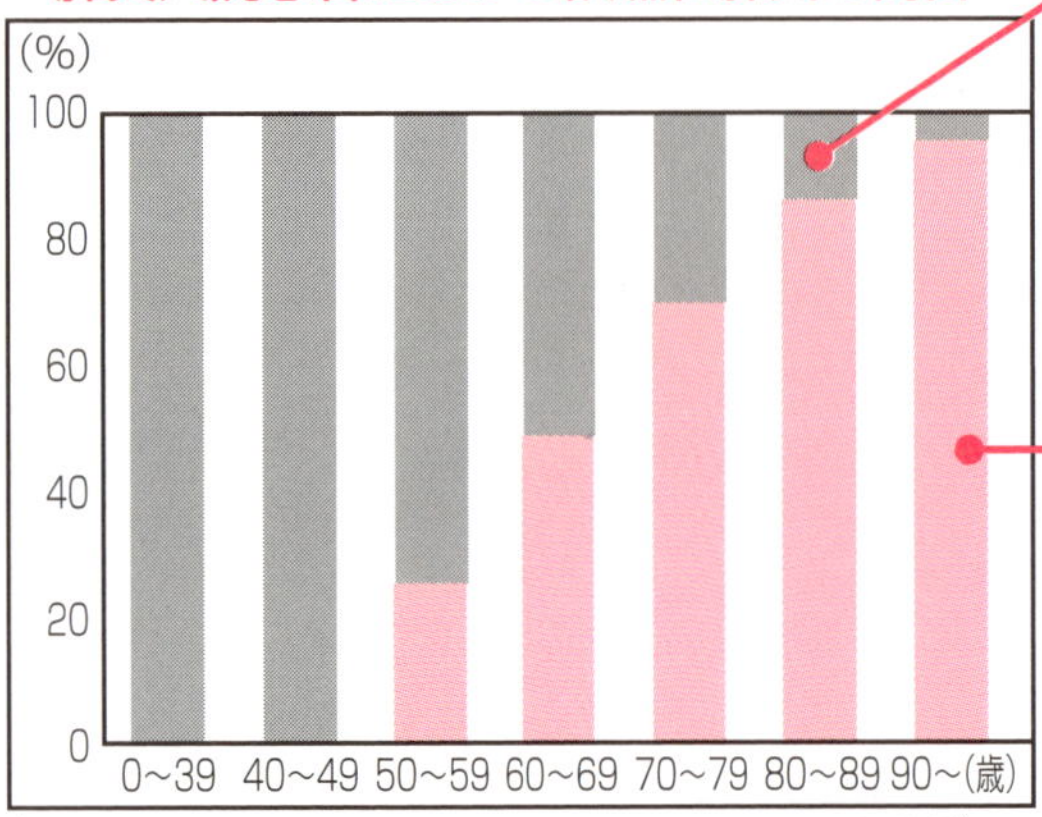

非誤嚥性肺炎
ウイルスや細菌、微生物などによる伝染性の肺炎や、原因がはっきりしない間質《かんしつ》性《せい》肺炎など

誤嚥性肺炎
雑菌を含んだ唾液などを誤嚥することで生じる細菌性の肺炎や、胃液などが逆流し、強い酸で気道粘膜や肺組織が傷つくことで生じやすくなる化学性肺炎など

(Teramoto S, Fukuchi Y, Sasaki H, et al. JAGS 56, 577-579, 2008)

▼死亡数の多い死因

<table>
<tr><th></th><th>2001年</th><th>2006年</th><th>2011年</th><th>2012年</th><th>2013年</th></tr>
<tr><td>第１位</td><td colspan="5">悪性新生物（がん）</td></tr>
<tr><td>第２位</td><td colspan="5">心疾患（心不全など）</td></tr>
<tr><td>第３位</td><td colspan="2">脳血管疾患（脳卒中など）</td><td colspan="3">肺炎</td></tr>
<tr><td>第４位</td><td colspan="2">肺炎</td><td colspan="3">脳血管疾患（脳卒中など）</td></tr>
</table>

(厚生労働省)

食べていなくても誤嚥は起きる

食事の時間以外でも誤嚥は起きます。口から食べることができない状態が続いている人にとっても、誤嚥性肺炎はつねに注意を払うべき病気です。

むせないほうが、むしろ危険

通常、気道内に異物が侵入すると反射的に激しい咳が起こります。いわゆる「むせる」という状態です。むせることで異物が追い出されます。

しかし、嚥下障害があると誤嚥してもむせないことがあります。「むせない誤嚥」は不顕性《ふけんせい》誤嚥、無症候性誤嚥といわれ、誤嚥性肺炎をまねく危険性がより高くなります。

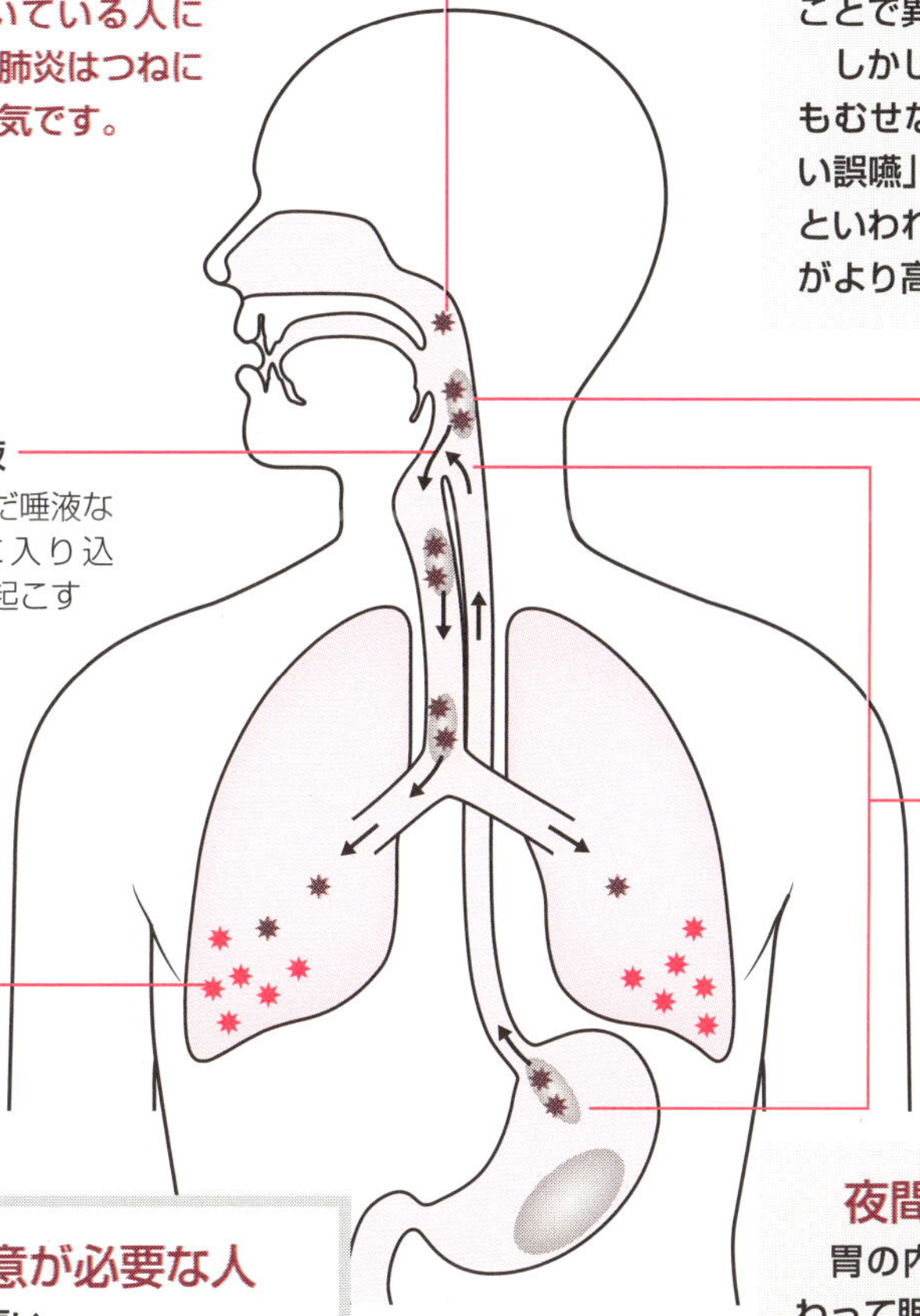
細菌
きちんとケアをしておかないと、口の中で細菌が繁殖してしまう。咽頭や喉頭の粘膜に細菌の巣窟《そうくつ》（コロニー）ができ、唾液や分泌液に雑菌が含まれやすくなる
唾液
細菌を含んだ唾液などが気管に入り込み、炎症を起こす
逆流液
胃内容物が食道を逆流して気管に入り込み、気道粘膜や肺組織を傷つける
肺炎

とくに注意が必要な人

- □栄養状態が悪い
- □口腔ケアが不十分
- □未治療のむし歯がある
- □経管栄養をおこなっている
- □喫煙者
- □持病がある
- □呼吸障害がある（肺炎、COPD、心不全、全身麻酔後など）

夜間の逆流を防ぐために

胃の内容物の逆流は、とくに横たわって眠っているときに起こりやすくなります。誤嚥性肺炎をくり返している人は、夜、眠るときにもベッドの背を少しだけ起こし、体が水平にならないようにすることがすすめられます。

15度程度の傾斜なら、眠りを妨げられることはない

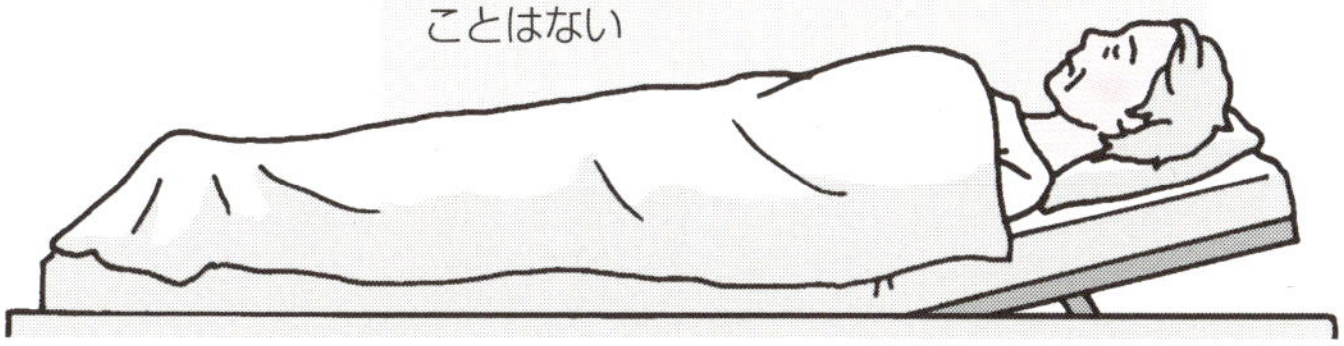

誤嚥性肺炎

知っておきたい「肺炎かも？」のサイン

嚥下障害があると、誤嚥性肺炎を起こす危険性は高まります。ふだんと違う様子がみられたら、肺炎を起こしているかもしれません。きちんと調べてもらいましょう。

高熱でなくても油断しないで

高熱と激しい咳ばかりが肺炎のサインではありません。とくに高齢者の場合には、はっきりとした症状が出にくいこともあります。「いつもと違う」と感じたら、医療機関で肺炎を起こしていないか調べてもらいましょう。

すぐに受診しよう

「調子が悪そうだけど、熱が高くないから、ただの風邪だろう」「むせずに食べられているのだから、誤嚥性肺炎にはなるまい」——そんな思い込みで治療を遅らせることがないように、危険なサインをしっかり覚えておきましょう。

肺炎の典型的な症状

- □発熱
- □激しい咳と黄色い痰
- □呼吸が苦しい
- □肺雑音がある

肺炎の可能性がある症状

- □食欲がない
- □食後、疲れてぐったりしている
- □ぼーっとしていることが多い
- □失禁するようになった
- □口の中に食べ物をため込んだまま、飲み込まない
- □なんとなく元気がない
- □ふらついて歩けない
- □呼吸が速い

一見、関係なさそうでも、念のため診察を受けておこう。肺炎かどうかは、胸部レントゲン検査や血液検査を受ければすぐに診断がつく

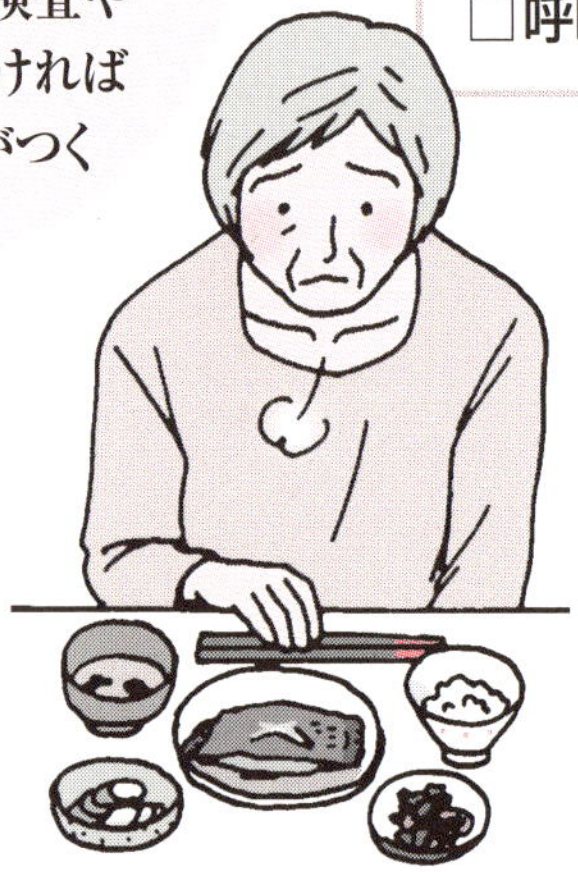

ふだんより元気がない、食欲がないのは体調の悪さの現れ。要注意

2

状態をつかんで対策を立てる

口から食べることに問題が生じているとき、
あるいは、口から食べることをあきらめてしまいそうなとき、
まず必要なのは現状を正確に把握することです。
治療やリハビリにかかわる専門家とともに、
目標を設定し、それを達成するための対策を練りましょう。

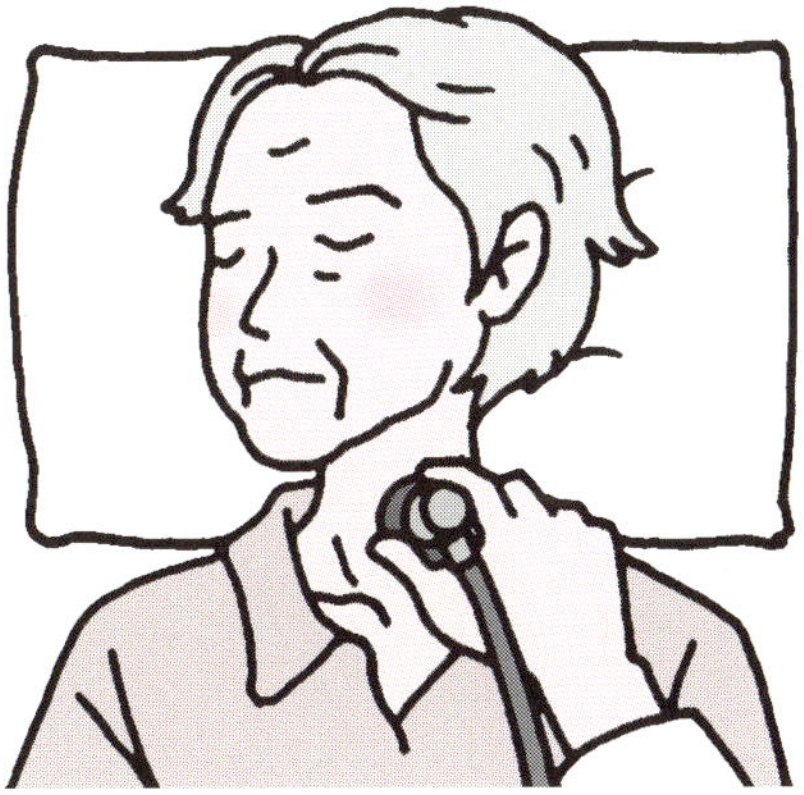

かかわる人

チームでのサポートが必要になる

嚥下障害に対応するには、医師をはじめ、さまざまな専門職の力が必要です。ただし、原因も程度も人によって大きく異なるため、各専門職のかかわり方はいろいろです。

嚥下障害だけを扱う診療科はない

脳卒中などの病気や、病気の治療に伴って嚥下障害が起きてきた場合には、原因となっている病気を診ている医師を中心に対応していきます。

問題は、口から食べているが、どうも嚥下障害がありそうだという場合です。摂食嚥下外来を置く医療機関もありますが、数は限られています。まずは、かかりつけの医師や身近な介護職のアドバイスを求めてください。

日常診療で嚥下障害に対処してくれる医師も増えているので、耳鼻咽喉科や歯科、消化器科やリハビリテーション科などを受診するのも一法です（→35ページ）。

▼摂食嚥下のケアに取り組むメンバー

医師	病気の治療や全身管理、リスク管理。検査や訓練指示。耳鼻咽喉科、リハビリテーション科、歯科、歯科口腔外科、神経内科、消化器科（小児では小児科）
看護師／看護助手	安全な食事のしかたなどをアドバイス。専門的な知識をもつ摂食・嚥下障害看護認定看護師もいる
言語聴覚士（ST）	食べる力を取り戻すためのリハビリ訓練の指導
理学療法士（PT）	食べる力を取り戻すためのリハビリ訓練の指導
作業療法士（OT）	食べる動作に関連した訓練や補助器具の調整
歯科医師／歯科衛生士	口腔ケアの指導、歯科治療、入れ歯や補助具の作成など
栄養士／管理栄養士	症状に合わせた食事内容をアドバイス
薬剤師	嚥下ができない人への薬の処方のしかたなどを工夫する
放射線技師	嚥下造影検査（→31ページ）など、専門的な検査の実施
医療ソーシャルワーカー	在宅で過ごすための環境調整など
ケアマネジャー	介護保険を利用したケアプランの作成など
介護福祉士／ヘルパー	在宅または施設での介護を担当する

かかわり方は状況によって違う

嚥下障害に対応していくには本人の取り組みだけでなく、周囲のサポートも必要です。どんな人がどのようにかかわるかは、障害の程度や本人が置かれている状況によって大きく変わります。

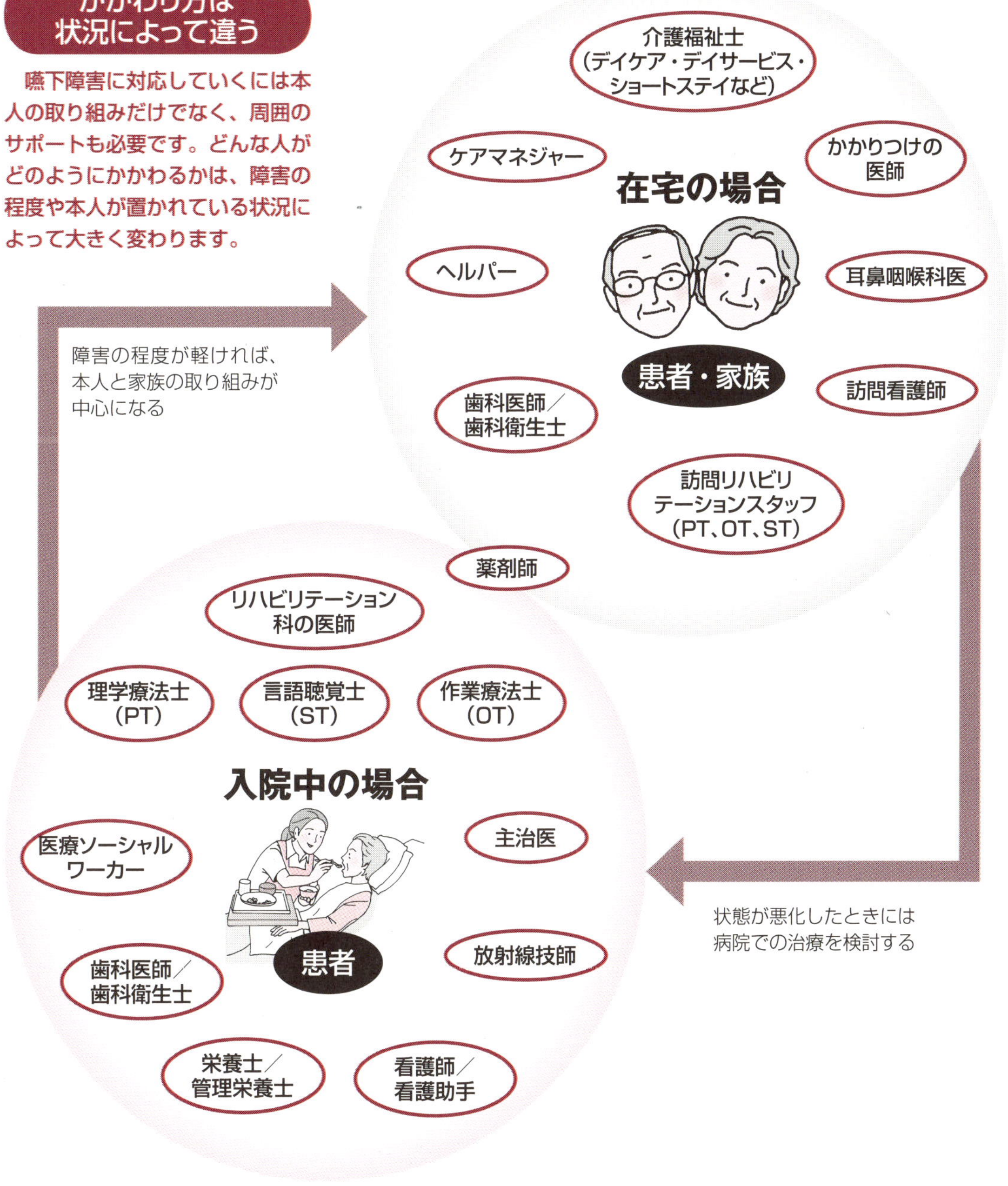
在宅の場合
患者・家族
介護福祉士
（デイケア・デイサービス・
ショートステイなど）
ケアマネジャー
かかりつけの
医師
ヘルパー
耳鼻咽喉科医
訪問看護師
歯科医師／
歯科衛生士
訪問リハビリ
テーションスタッフ
（PT、OT、ST）
薬剤師
障害の程度が軽ければ、
本人と家族の取り組みが
中心になる
入院中の場合
患者
リハビリテーション
科の医師
理学療法士
（PT）
言語聴覚士
（ST）
作業療法士
（OT）
医療ソーシャル
ワーカー
主治医
放射線技師
歯科医師／
歯科衛生士
栄養士／
管理栄養士
看護師／
看護助手
状態が悪化したときには
病院での治療を検討する

状態をつかむ

誤嚥の有無と嚥下の状態を調べる

嚥下障害があると疑われる場合には、どこにどんな問題が起きているのか、誤嚥が生じているかを確かめておくことが必要です。適切に対応するには現状の把握が欠かせません。

誤嚥があるかどうかを調べる方法

誤嚥の有無を調べるには、医師のもとで受ける検査のほか、日常的に観察する方法もあります。

スクリーニングテスト

質問紙（→18ページ）や反復唾液嚥下テスト（→20ページ）で、嚥下障害の疑いがあるかどうか確認

X線、内視鏡などによる検査

医療機関などでおこなう検査。嚥下障害を正しく診断するために欠かせない

本人の様子をよくみる

体温や体重の計測は、できれば毎日続けること。発熱、体重の減少、元気のなさなどがみられたら、早めに医師に相談する

聴診器で音を聞く

肺やのどの呼吸音が、飲食の前後で変化していれば誤嚥を疑う

▼飲食後に起こる要注意の変化

- ゴロゴロ、グーなどという低い音が聞こえる
- 呼吸音が聞こえにくいところが出る

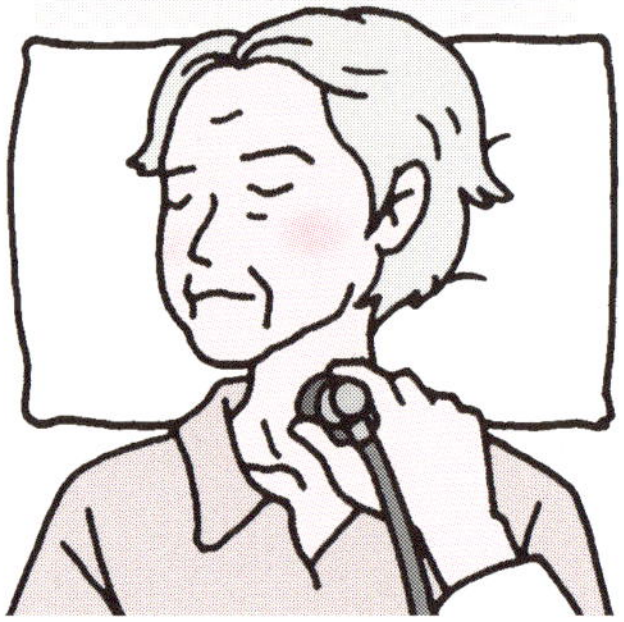

家族でもできる確認法。市販の安価な聴診器でも十分に役立つ

血液中の酸素濃度を測る

パルスオキシメーターという機器で計測する。酸素飽和度（血液中の酸素濃度）が飲食後のあと3％以上低下したり、90％以下になったときは誤嚥が疑われる

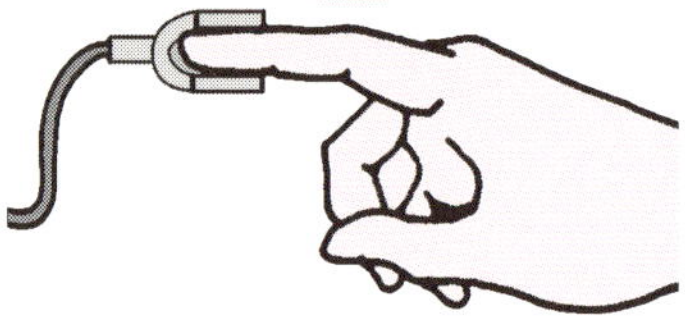

指先などに挟むだけで計測可能。多くの市販品がある

嚥下の状態をみる検査

嚥下の様子を確認するためにおこなわれる専門的な検査は主に2つ。嚥下造影検査と嚥下内視鏡検査です。

腫瘍などの病変がみつかった場合には、さらに別の検査も必要になります。

造影剤を飲み込みながらX線で動画を撮る 嚥下造影検査 VF

(videofluoroscopic examination of swallowing)

造影剤を含んだ検査食を飲み込み、口からのど、食道を通過していく様子を動画で撮影し、録画してあとで詳しく分析します。誤嚥があるか、どこで残留しやすいかなどがよくわかります。舌や咽頭など、嚥下にかかわる器官の動きや形の異常をみることもできます。

嚥下障害の程度が重い人が、口から食べるための訓練を開始する前には必ず受けておきたい検査です。

▼特徴

- 動画撮影可能なX線透視装置が必要
- 被曝量は通常の胃X線透視より少ない
- 準備期から食道期まで、すべての摂食嚥下過程をみることができる

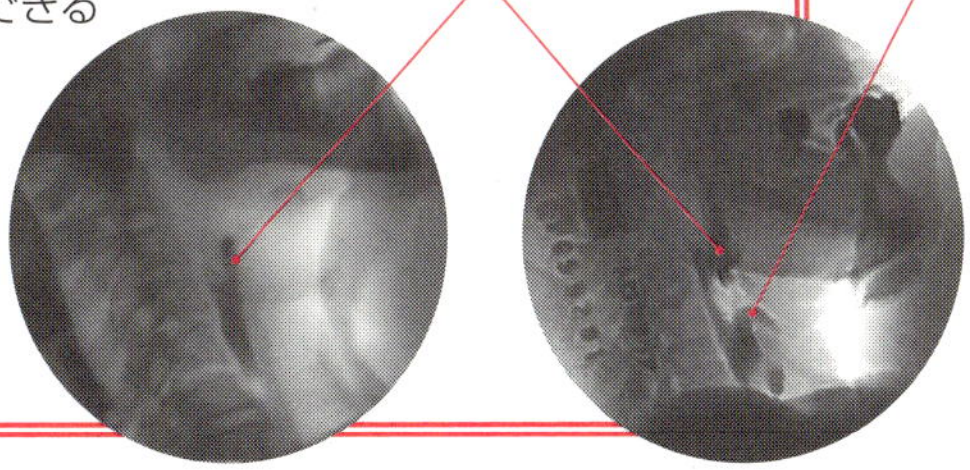

頸椎の病変の有無も確認できる　検査食の残留　誤嚥

鼻から内視鏡を入れて観察する 嚥下内視鏡検査 VE

(videoendoscopic examination of swallowing)

やわらかなファイバースコープ（内視鏡）を鼻から挿入し、咽頭や喉頭の様子を観察しながら録画します。のどの動きぐあいや、唾液や分泌物のたまりぐあいなどが確認できます。実際に食物を食べてもらい、飲み込みの状態などをみることもあります。

▼特徴

- 大がかりな検査装置が不要で、在宅や施設でもおこなえる
- 被曝のおそれがない
- 食道期の障害は確かめることができない

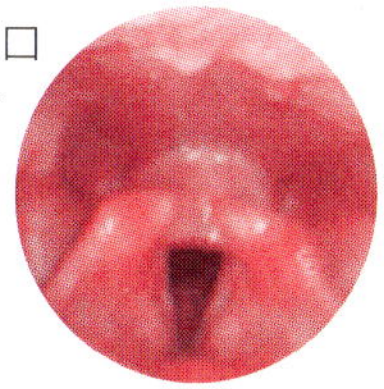

嚥下内視鏡でみた食道の入り口付近。正常、きれいな状態→

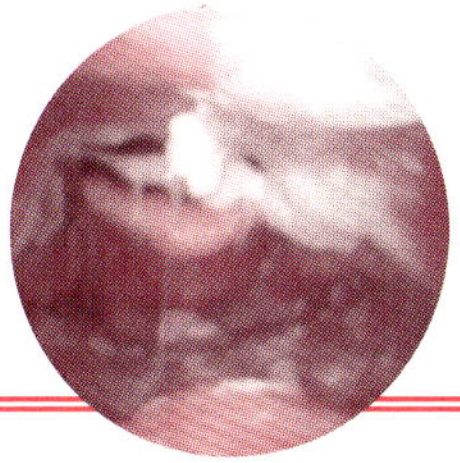

←飲み込めずに、のどに残っている状態

まずは現状を正確に把握する必要がある

嚥下障害が疑われるとき、あるいは管から栄養をとっているけれど、訓練しだいでは口から食べられるようになるかもしれないなどというときには、詳しい検査がおこなわれます。安全な食べ方、食べるものの内容などを判断するためには、現状を把握しておくことが必要なのです。

状態をつかむ

ふだんの食べ方からレベル分けする

嚥下機能がどの程度のレベルにあるのか、ふだんの食事の様子から判断することもできます。経過をみたり、食べられるようにするための訓練の効果を確かめたりするためにも有用です。

簡単に現状把握できる評価法

腫瘍など、組織に病的な変化がないことが確認できていれば、嚥下機能をアップさせることが、嚥下障害への対応の重要な柱になります。同時に、食べ方や食事内容を見直すことで、嚥下機能に合わせて口から安全に食べられるようにすることを目指します。

そこで必要なのが、嚥下機能の評価です。専門的な検査を何度もくり返すことは現実的ではありません。左ページにあげた「摂食嚥下障害患者における摂食状況のレベル」は、ふだんの食べ方、食べている内容をあてはめていけばよいので、簡単に現状を把握することができます。

「できる」と「している」は違う

嚥下機能の現状を把握するには、前項で紹介した検査で確かめる方法のほか、ふだんの食べ方を評価する方法もあります。併用することで、食べ方や食事内容の見直しが必要か、どんな訓練をしていけばよいかなど、今後の対応を考えやすくなります。

「できること」は検査で調べる

誤嚥なく飲み込めているか、どのような性状のものなら誤嚥しにくいかなど、嚥下機能のレベルを実際に確かめる

「していること」はふだんの様子から確かめる

どのような性状のものをどの程度食べているか、ふだんの食事の様子からレベル評価する

「できる」のに「していない」のかも？

食べる力があるにもかかわらず、「安全のため」と必要以上に制限していることがある

「できない」のに「している」のかも？

現在の食べる力では誤嚥が心配される食べ方、食物摂取をしていることがある

摂食状況レベルを評価する方法

ここで紹介するのは、摂食嚥下障害の患者さんがどのくらい食べられているかを評価し、どの程度の嚥下機能があるかを知るための簡便な基準です。「摂食嚥下障害患者における摂食状況のレベル（FILS:Food Intake LEVEL Scale）」として、学術的にもリハビリの現場でもよく用いられています。

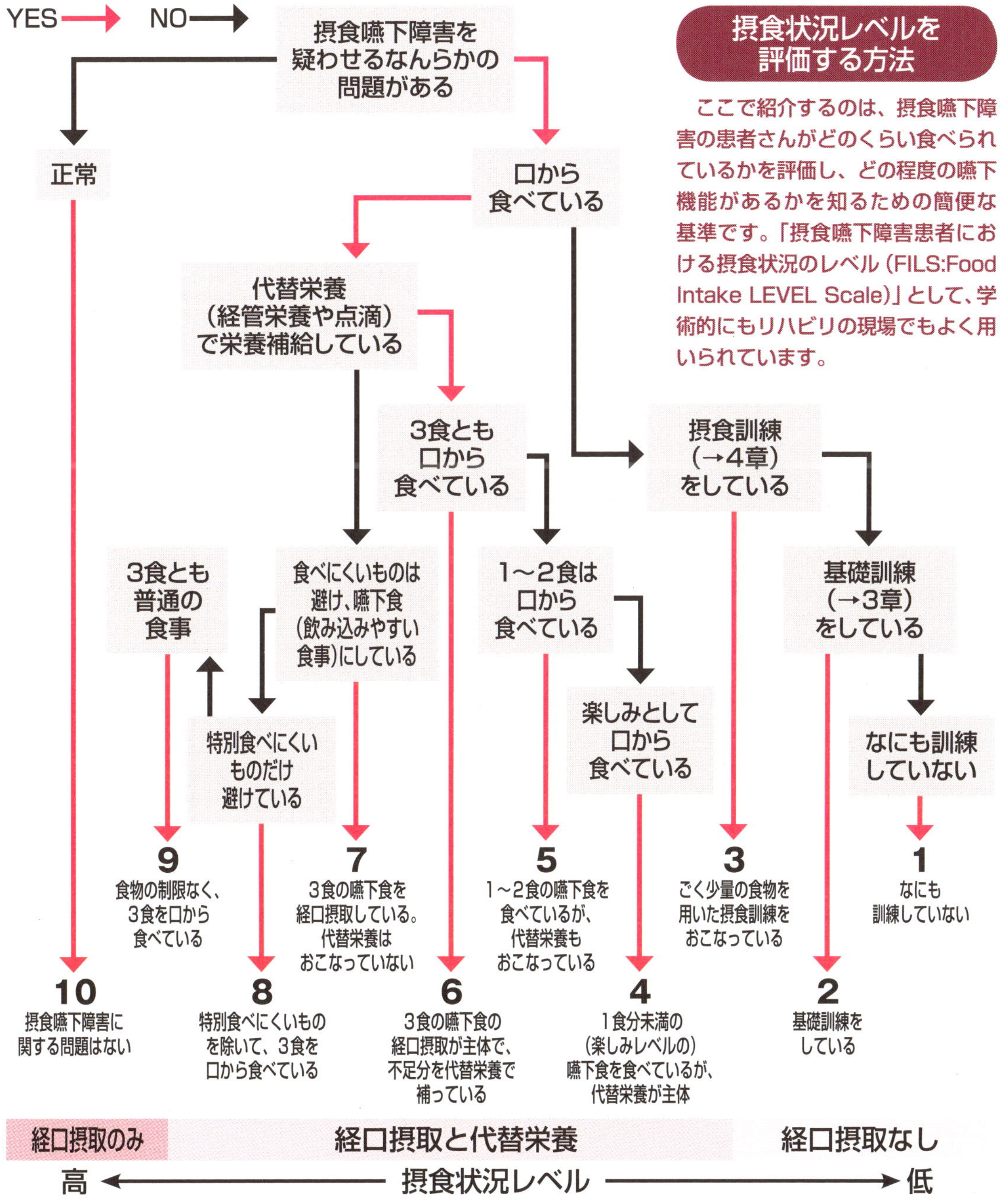

対策の基本

すぐあきらめずに多角的な取り組みを

嚥下障害があっても口から食べられるようにするための取り組みを、摂食嚥下リハビリテーション（嚥下リハビリ）といいます。積極的に取り組み、食べる力を取り戻しましょう。

嚥下リハビリに取り組もう

嚥下障害があるとわかったら、摂食嚥下リハビリテーションを始めるのが対策の基本原則です。

口から食べられない状態であれば、管を介して栄養を補給することになります。けれど、現に経管栄養をしている、あるいは経管栄養への切り替えをすすめられている場合も、「もう口からは無理」とすぐにあきらめないでください。

嚥下リハビリにはさまざまな取り組み方があります。機能を回復させるための訓練がすべてではありません。それぞれの患者さんの状態に合わせて、多角的に取り組んでいきましょう。

目指すのは3つのこと

嚥下リハビリに取り組むうえで大切にしたいポイントは３つあります。どれもおろそかにはできません。

1 口から食べて味わう喜びを大切にする

これが基本。ただし状態の違いを配慮することが必要

2 栄養不足に陥らせない

「口からだけ」にこだわっていると、低栄養になることも

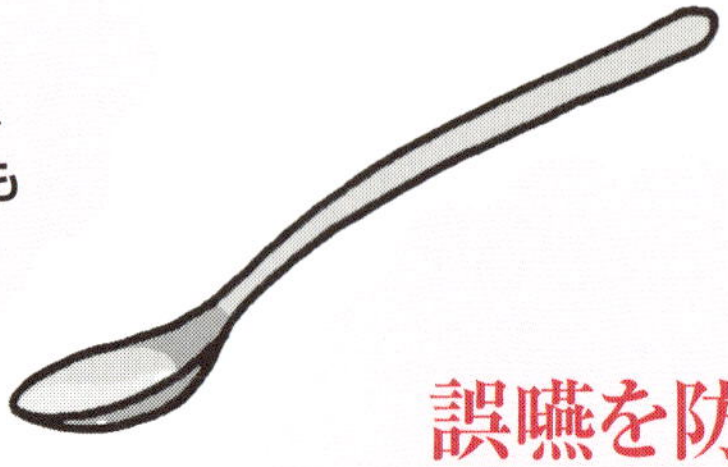

3 誤嚥を防ぐ

誤嚥や、誤嚥による肺炎ができるだけ起きないようにする

この2つのみに焦点を当てると、経管栄養という選択肢につながりやすい

嚥下リハビリの4つの要素

機能回復をはかるための訓練だけがリハビリテーションではありません。さまざまなアプローチのしかたがあり、どれも並行しておこなうことで、食べる力が総合的に高まっていきます。

1 治療・機能回復訓練

食べづらさの原因になっている障害そのものを治療したり、治療がむずかしい場合には、嚥下機能を高めるための訓練をおこなったりする

- 嚥下機能改善手術
- 基礎訓練
- 摂食訓練 など

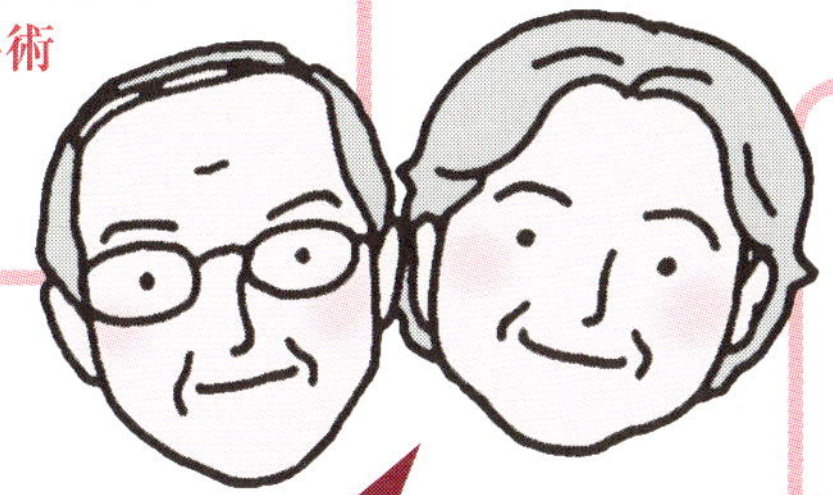

2 足りない機能の補完

嚥下機能が完全に回復しない、あるいは回復までにかなり時間を要するときは、不完全な機能のままでも安全に食べられる方法を考えていく

- 食事内容の見直し
- 姿勢の工夫
- 栄養不足を補うための方法 など

3 心理的なサポート

本人や家族に「食べたい／食べさせたい」という意欲がないと、嚥下リハビリ全体がうまく進まなくなる。本人・家族の悩みの受け皿も必要

- 専門職の適切なアドバイス　など

4 環境整備

本人が生活する場となる家庭などで、適切な食事を提供するにはどうすればよいかなどを考え、調整していく

- 家族、介護者が嚥下障害についての知識をもつ
- 調理の工夫などで、状態に合わせた食物を提供できるようにする など

？ どこで受けられる？

だれが嚥下リハビリを主導するのかは、嚥下障害をかかえる人が置かれている状況によって異なります（→29ページ）。

入院先・通院先の医師が嚥下リハビリに積極的ではないという場合、「摂食嚥下外来」などを開いている医療機関を受診してみてもよいでしょう。

インターネットで「嚥下障害」「医療機関」「地域名」などといった言葉を入力して検索すると、さまざまな医療機関名が見つかります。そうした情報も、一応の参考にはなります。ただ、どのような患者さんを受け入れているかは各医療機関によって異なります。受診前に、連絡をとっておきましょう。

嚥下障害の程度が軽い場合には、それぞれの家庭で、家族が主導的な役割を果たすことになるのが実情です。まずは本書を手がかりに、できることから取り組んでみてください。

目標を定める

原因しだいで今後の見通しは変わる

嚥下リハビリの進め方や目標を考えるうえで、嚥下障害の原因を明らかにしておくことが欠かせません。原因によって、今後、予想される経過も変わってきます。

今後の経過は4パターン

嚥下障害の程度がどのように変化していくことが予想されるか、おおよその見通しをつけておくことは重要です。それにより、目標の定め方や対応のしかたは変わってくるからです。

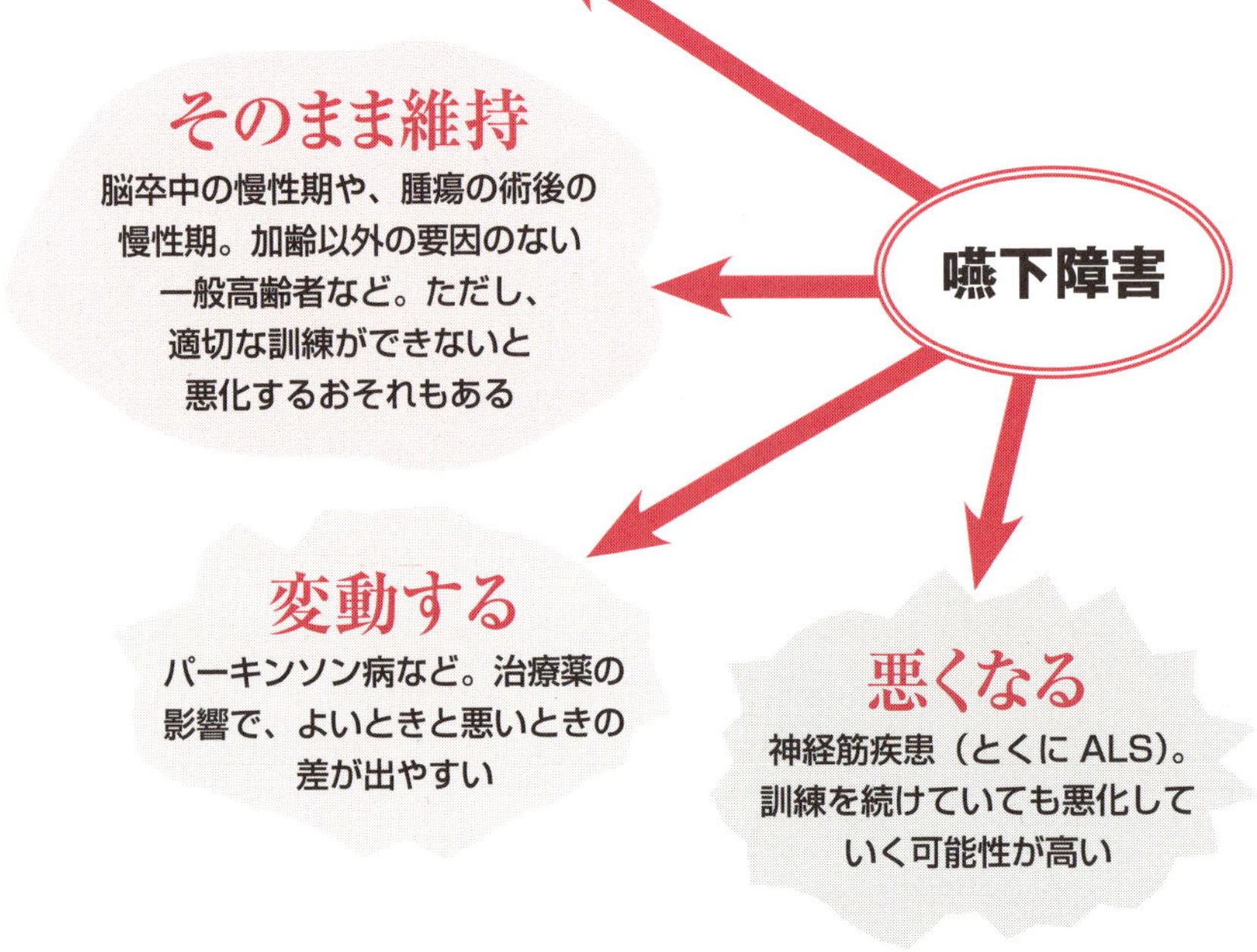

嚥下障害
よくなる
脳卒中の急性期。多くは時間とともに回復するが、適切な訓練も必要
そのまま維持
脳卒中の慢性期や、腫瘍の術後の慢性期。加齢以外の要因のない一般高齢者など。ただし、適切な訓練ができないと悪化するおそれもある
変動する
パーキンソン病など。治療薬の影響で、よいときと悪いときの差が出やすい
悪くなる
神経筋疾患（とくにALS）。訓練を続けていても悪化していく可能性が高い

現状をふまえた目標設定をする

嚥下リハビリを効果的に進めるには、本人や家族、関係者が共通の目標をもつことが大切です。

ただ、現状とかけ離れた目標では、定める意味がありません。たとえば、「なんの制限もない普通の食事を、三食、自分の口から食べたい／食べてほしい」という目標は、33ページに紹介した摂食状況レベルでみるとレベル9～10にあたります。一般高齢者でも、嚥下障害のある人をここまで回復させるのはなかなか困難です。病気など、年齢のほかに障害を進める要因をかかえている場合には、なおさらです。現状を踏まえた目標を定めることが大切です。

病気別・目標設定のポイント

嚥下障害の原因や程度によっては、さまざまな訓練を重ねても経管栄養に頼らざるをえないこともあります。けれど、そのような場合でも、「お楽しみ」程度なら、食物を口にできるようになることはあります。現実的な目標を定めて、リハビリに取り組みましょう。

パーキンソン病

神経系の病気のなかで、もっとも患者数が多いのがパーキンソン病です。嚥下障害が起きてくる確率は50%とされています。運動機能に障害が現れるため、摂食嚥下の過程の各期で問題が生じます。

治療薬の効果が出たり切れたりをくり返す傾向があるので、薬が効いているときに訓練したり、食べたりするなどの工夫が必要です。

脳血管障害（脳卒中）

脳卒中の直後はまったく食べられない状態になることが多いのですが、時間とともに多くは改善します。人工呼吸器が必要になり、気管切開（→60ページ）をしたなどという重症例でも、嚥下障害は改善することが少なくありません。

ただし、嚥下機能を司る延髄《えんずい》が損傷した場合には、飲み込みができなくなってしまうこともあります（→40ページ）。

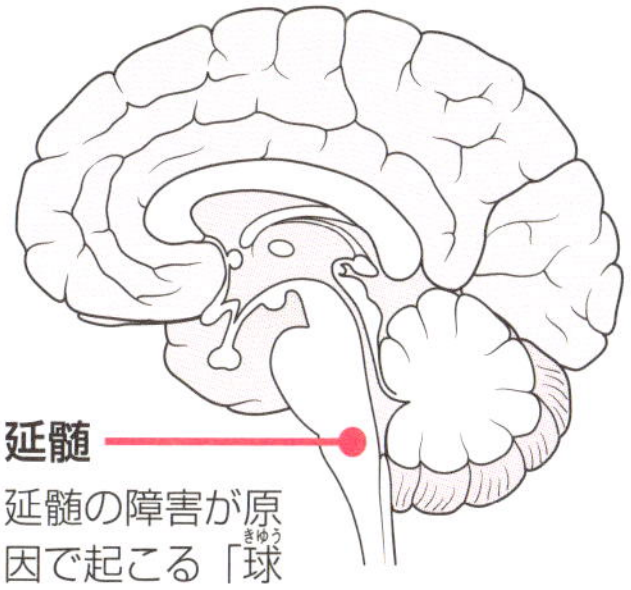

延髄の障害が原因で起こる「球《きゅう》マヒ」は回復がむずかしい

認知症／高次脳機能障害

症状の出方はさまざまですが、食事に集中できない、食物と認識できない、マヒがある側に置いてあるものに気づかないなどということから食べなくなっていることがあります。

訓練に取り組む本人の意欲も高まりにくいため、環境調整を中心に対応していきます。

その他の神経疾患

進行性核上性マヒ、多系統萎縮症、多発性脳梗塞など、パーキンソン病によく似た症状を示すパーキンソン症候群も、嚥下障害を引き起こします。病気自体の治療がむずかしいため、高すぎる目標を設定することはできません。

筋《きん》萎《い》縮性《しゅくせい》側《そく》索《さく》硬《こう》化《か》症《しょう》（ALS）

運動神経が変性していく病気で、手足の筋力低下からはじまり、嚥下障害や呼吸筋マヒへと進んでいきます。ALS 自体の治療がむずかしいことから、訓練などで嚥下機能をアップさせることも困難です。時期をみて、経管栄養に切り替えます。

がん

嚥下障害に直接関係するのは口腔・咽頭がん、食道がんなど。手術や放射線療法など、がんの治療に必要な処置が、嚥下障害を進めてしまうこともあります。

治療方法、治療範囲によっても異なりますが、早期に発見し、できる範囲でできるかぎり早くリハビリを始めることで、嚥下障害を最低限にとどめることは可能です。

目標を定める

状態に合わせて無理のない目標をもつ

「こうできるようになりたい」という目標をもつことは、嚥下リハビリを続ける原動力になります。それぞれの状態に合わせて達成可能と考えられる目標をもつとよいでしょう。

考えておきたいポイント

目標を設定するうえでは、嚥下障害の原因をはじめ、考慮しておきたいポイントが４つあります。

なにが原因か

加齢による一般的な変化なのか、病気の影響で引き起こされているのか

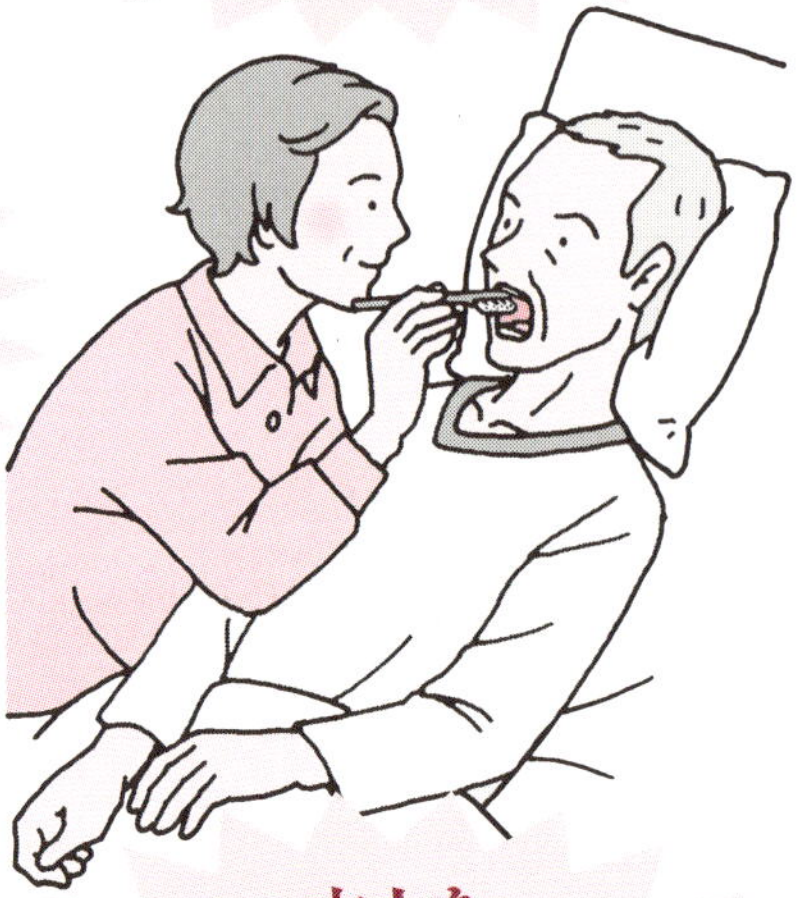

どこにどんな障害があるか

摂食嚥下の過程のどこにどんな問題が起きているのか。治療は可能か

障害の重さ

機能訓練によって回復可能なレベルか、どの程度まで回復できる可能性があるか

本人を取り巻く環境

家庭で過ごすことは可能か、介助が必要な場合には、だれがその役割を担うか

目標をもつことで対応方針も決まる

現実的な目標を設定するためには、どこにどんな障害があるのか、どの程度の障害なのか、原因はなにかを明らかにしておくことが必要です。また、「食べること」は一生続く問題です。嚥下障害をかかえながら、どこでだれと生活していくのかということも考慮する必要があります。こうした点を明らかにすることで、目標達成に向けて必要なリハビリの内容も決まってきます。

残念ながら、だれもが目標を達成できるとはかぎりません。しかし、適切な対応をとれないために、食の楽しみを失ってしまう危険性は減らせます。

大きな目標と小さな目標を立てる

障害の程度が軽ければ、本人や家族の取り組みが中心になりますが、重症であれば専門職の関係者がチームとして嚥下リハビリに取り組んでいくことになります。チームで取り組むときには、目標の共有が大切です。

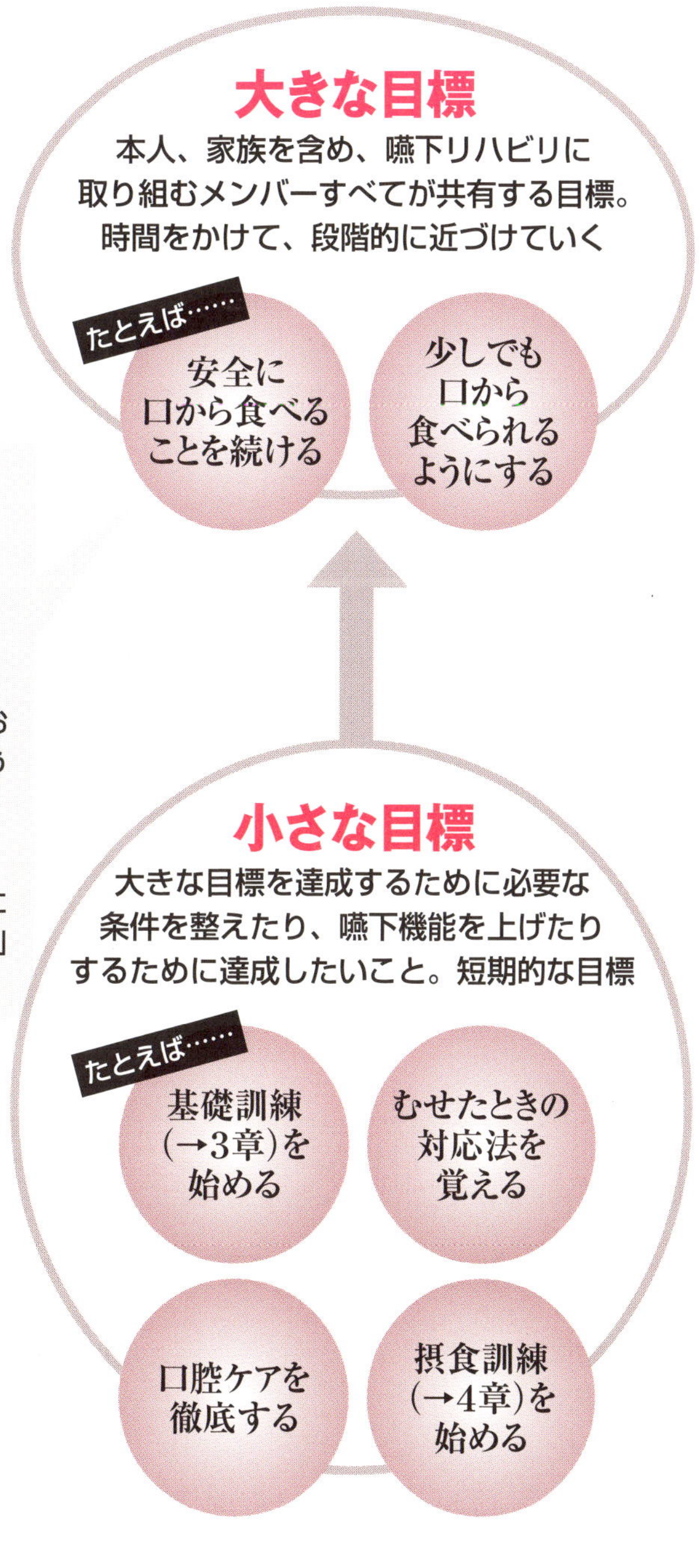
大きな目標
本人、家族を含め、嚥下リハビリに取り組むメンバーすべてが共有する目標。時間をかけて、段階的に近づけていく
たとえば……
安全に口から食べることを続ける
少しでも口から食べられるようにする
小さな目標
大きな目標を達成するために必要な条件を整えたり、嚥下機能を上げたりするために達成したいこと。短期的な目標
たとえば……
基礎訓練(→3章)を始める
むせたときの対応法を覚える
口腔ケアを徹底する
摂食訓練(→4章)を始める

さらに具体的に考えておくべきこと

●どこで暮らすか

「家で暮らす」「施設に入所する」など

●食事の内容

「飲み込みやすい嚥下食を１日３回」「お楽しみとしてゼリー食を食べられるようにする」など

●食べ方

「椅子に座り、自力で食べられるようにする」「家族が介助できるようにする」など

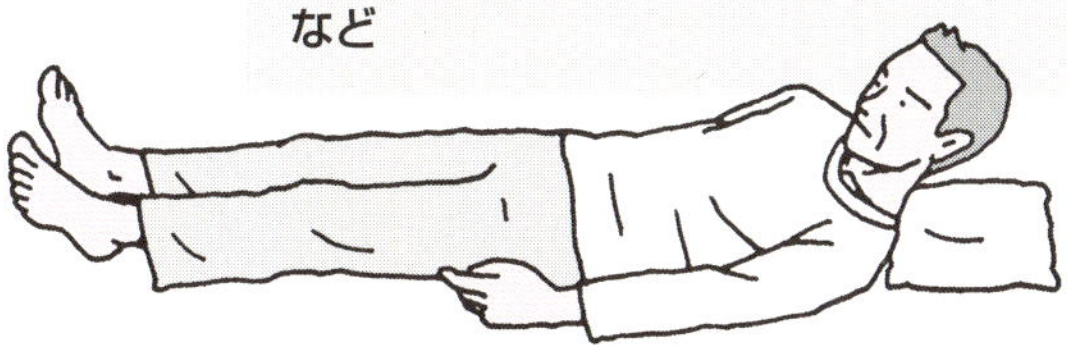

具体的な目標を定めることで、さまざまな訓練に取り組む意欲も高まりやすい

脳に原因がある嚥下障害のタイプは2つ

▼脳の損傷部位による違い

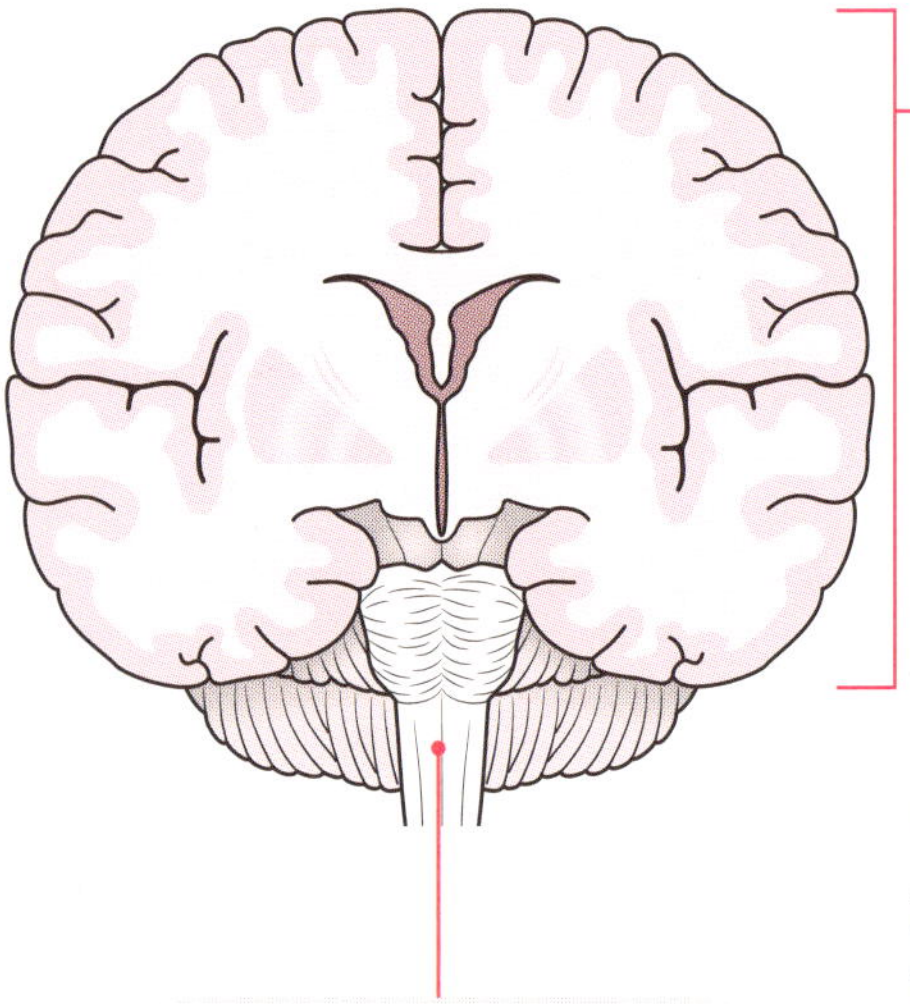

偽《ぎ》性《せい》球《きゅう》マヒ

大脳や延髄より上部の
脳幹部が損傷される
ことで起きる。
準備期、口腔期の障害が
強く現れやすい。咽頭まで
送り込めれば、嚥下反射は
比較的起こりやすいが、
認知症、高次脳機能障害
などを伴うことも多い

球マヒ

嚥下中枢のある延髄が
損傷されて起こる。
嚥下反射が起こりにくく、
重症の場合、唾液も水も
飲めない状態になることも。
専門的な嚥下リハビリが必要

似ているようで違う球マヒと偽性球マヒ

嚥下そのものはのどの奥、咽頭と食道のつなぎめで起こる現象ですが、嚥下反射をコントロールする中枢は、脳の延髄の中にあります。そのため、脳卒中などで延髄が損傷を受けると、嚥下反射が起こりにくくなります。この状態を「球マヒ」といいます。延髄がある部位は、解剖すると丸い球のようにみえるからです。

　大脳や延髄より上部の脳幹部など、延髄の働きを強化している部位に損傷が生じれば、やはり嚥下機能に障害が現れます。しかし、延髄そのものが損傷されていなければ、球マヒとは症状の出方が少し違います。似ているけれど、少し違うということから「偽性球マヒ（仮性《かせい》球マヒ）」とよばれます。

3

基礎訓練と治療で機能アップ

訓練と治療によって嚥下機能の回復を目指すことは
摂食嚥下リハビリテーションの重要な柱です。
なかでも障害の程度を問わず、取り組めるのが基礎訓練です。
家庭でも続けられる、続けたい訓練法を紹介していきます。
適切な方法をマスターして、さっそく始めましょう。

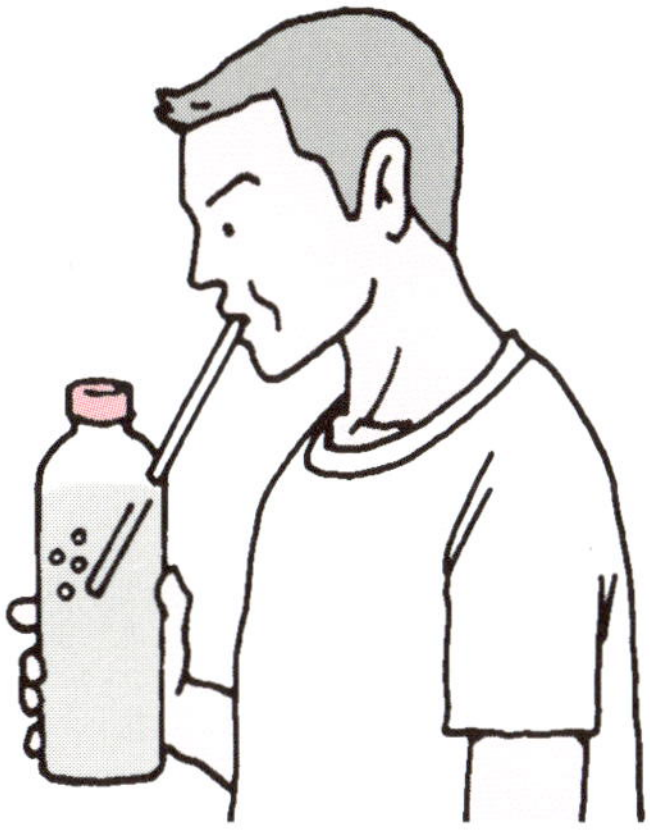

嚥下障害のリハビリ

食物を使わない基礎訓練と食べながら進める摂食訓練がある

食べるために必要な機能を維持したり、回復させたりするための機能訓練は、摂食嚥下リハビリテーション（嚥下リハビリ）の大切な柱。状態に合わせた訓練を重ねましょう。

訓練法は大きく2つ

摂食嚥下機能をアップさせるリハビリテーションとして、さまざまな訓練法があります。各種の訓練法は実際に食べものを口にするかどうかで、大きく2つのグループに分けられます。

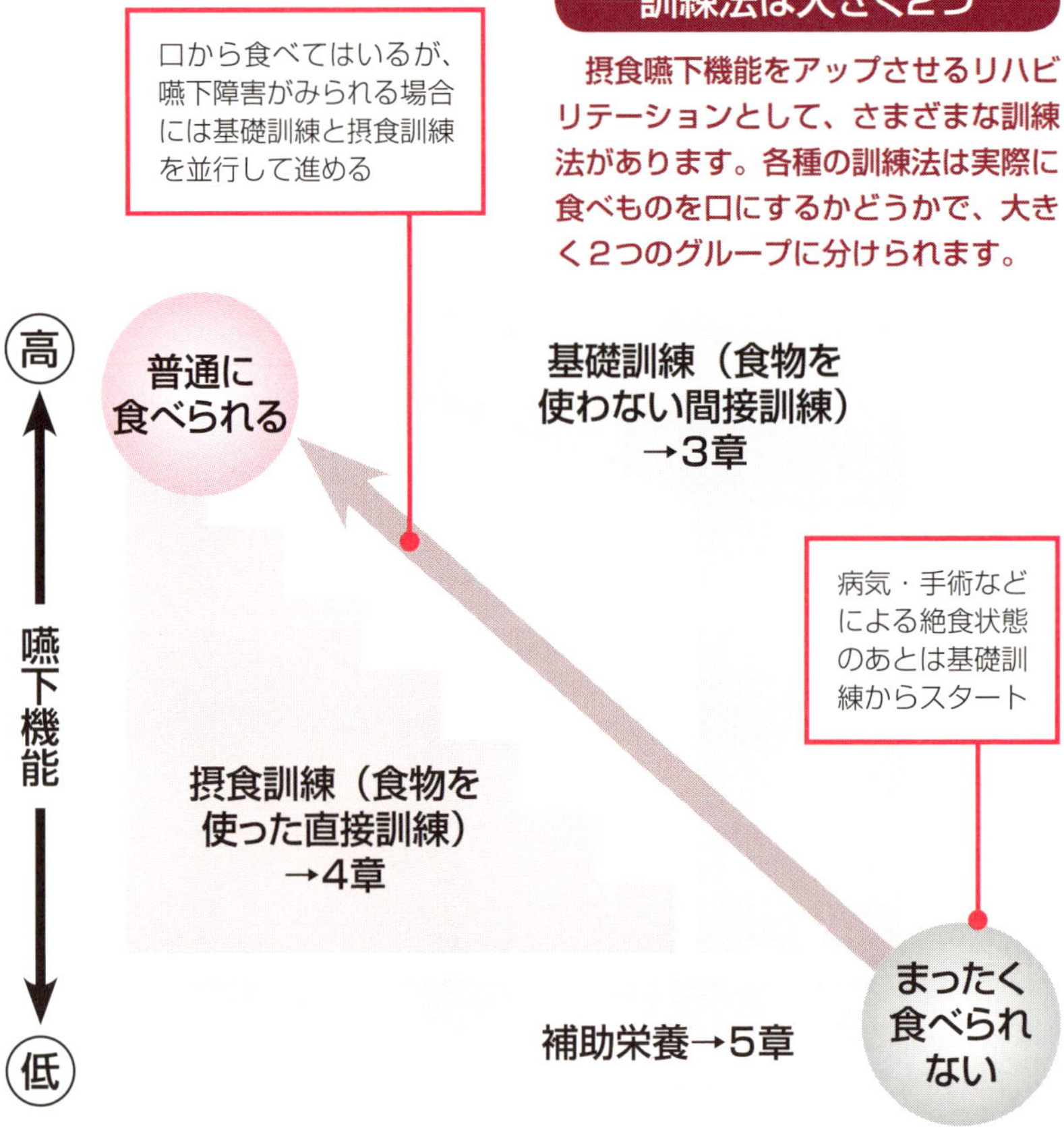

口から食べてはいるが、嚥下障害がみられる場合には基礎訓練と摂食訓練を並行して進める
高
普通に食べられる
基礎訓練（食物を使わない間接訓練）→3章
嚥下機能
病気・手術などによる絶食状態のあとは基礎訓練からスタート
摂食訓練（食物を使った直接訓練）→4章
まったく食べられない
補助栄養→5章
低

障害部位や程度に合わせて訓練開始

病気や手術の影響などで、一時的に起きる嚥下障害はいずれ改善していく見込みが高いとはいえ、適切な方法で機能の回復を促していくことも必要です。医師や言語聴覚士など専門家のもとで、嚥下障害のリハビリテーションを進めていきましょう。

加齢による影響で徐々に嚥下障害が進んできた場合、今のところは口から食べられていても、放置しておけば機能低下は進む一方です。嚥下リハビリとしておこなわれている各種の訓練法は、家庭で実践できるものもたくさんあります。積極的に取り組み、機能の維持・向上をはかりましょう。

障害部位に応じた訓練をする

摂食嚥下の過程のどこに問題があるのかによって、必要な訓練は少しずつ違います。ただ、実際にはいくつもの過程にまたがって問題が生じていることも多いため、ひととおり訓練のやり方を覚え、実践していきましょう。

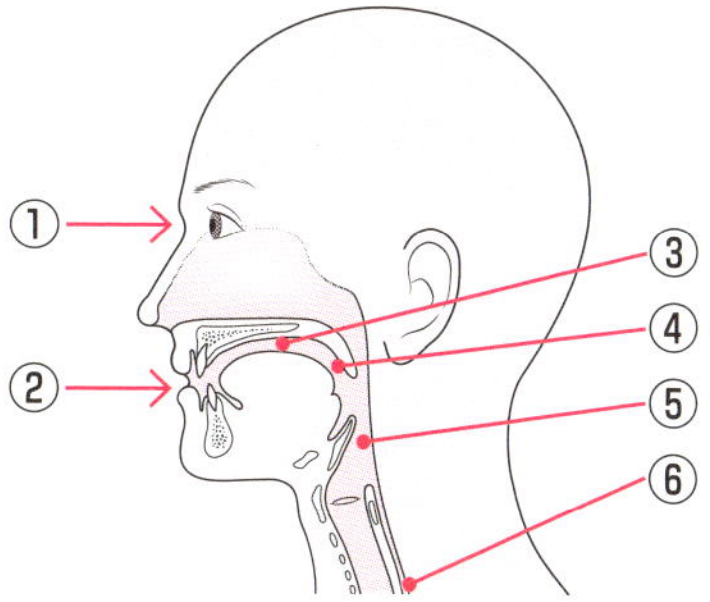

	主な基礎訓練	主な摂食訓練
①食物の認識障害	●口周辺のマッサージ→44ページ ●唇や舌への刺激→46ページ ●生活リズムを整える→66ページ	一般的にはおこなわない
②口への取り込み障害	●口周辺のマッサージ→44ページ ●舌・頬の体操→52ページ ●口周辺のアイスマッサージ→46ページ	●体位の工夫→68ページ
③咀嚼と 食塊形成障害	●口周辺のマッサージ→44ページ ●舌の筋トレ→49ページ ●スルメなどを噛む→49ページ	●体位の工夫→68ページ ●食物の性状を工夫→74-84ページ ●プロテクターの使用→57ページ
④咽頭への 送り込み障害	●舌の筋トレ→49ページ ●息こらえ嚥下→ 51ページ ●頭部挙上訓練→48ページ	●体位の工夫→68ページ ●食物の性状を工夫→74-84ページ ●舌《ぜつ》接《せつ》触《しよく》補《ほ》助《じよ》床《しよう》の使用→57ページ
⑤咽頭通過、食道への 送り込み障害	●のどのアイスマッサージのあと、空《から》嚥《えん》下《げ》→47ページ ●咳をする訓練→50ページ ●口すぼめ呼吸→51ページ ●首の体操→52ページ	●体位の工夫→68ページ ●食物の性状を工夫→74-84ページ ●少量から始め、しだいに量を増やす ●各種嚥下方法の工夫→70ページ
⑥食道通過障害	●空嚥下→47ページ ●食道に管を入れて空気や水を注入する（バルーン療法）→専門機関でおこなう方法	●全身のリラックス ●体位を起こす→68ページ ●粘度の少ない流動食 ●嚥下をくり返す→70ページ ●食後のガム噛み→71ページ

やってみよう

顔のマッサージで口の動きを改善する

口元やあごのまわりには、摂食嚥下にかかわる筋肉が集まっています。マッサージで緊張をゆるめましょう。よだれが多い人には唾液腺上の皮膚のアイスマッサージがおすすめです。

目的	●筋肉の緊張をとることで口を開閉しやすくする ●唾液腺に刺激を与えることで、唾液の分泌量を整える
対象者	●口が開きにくい人 ●よだれが多くて困っている人 →アイスマッサージ ●唾液の分泌量が減っている人

皮膚の上からマッサージ

口のまわりの皮膚やあご、あごの下の皮膚をやさしくマッサージしましょう。唾液を分泌する唾液腺の位置も意識しながら、おこなうとよいでしょう。

▼皮膚のマッサージ部位

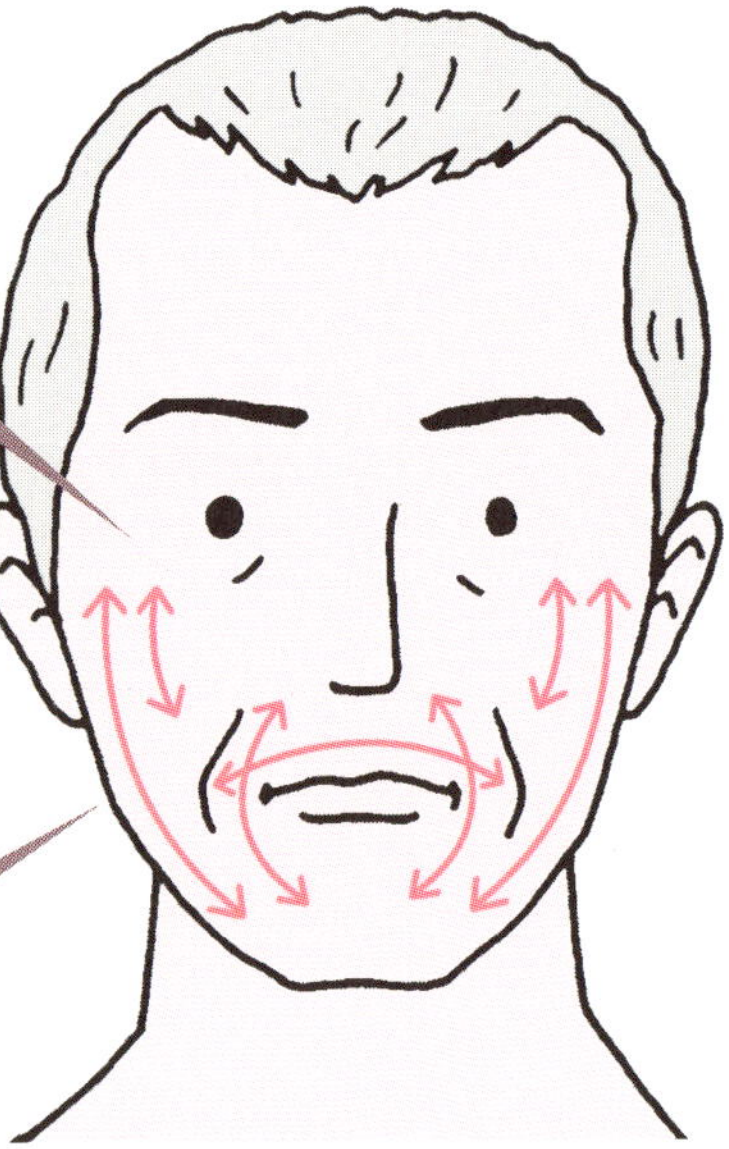

▼唾液を分泌する器官（唾液腺）

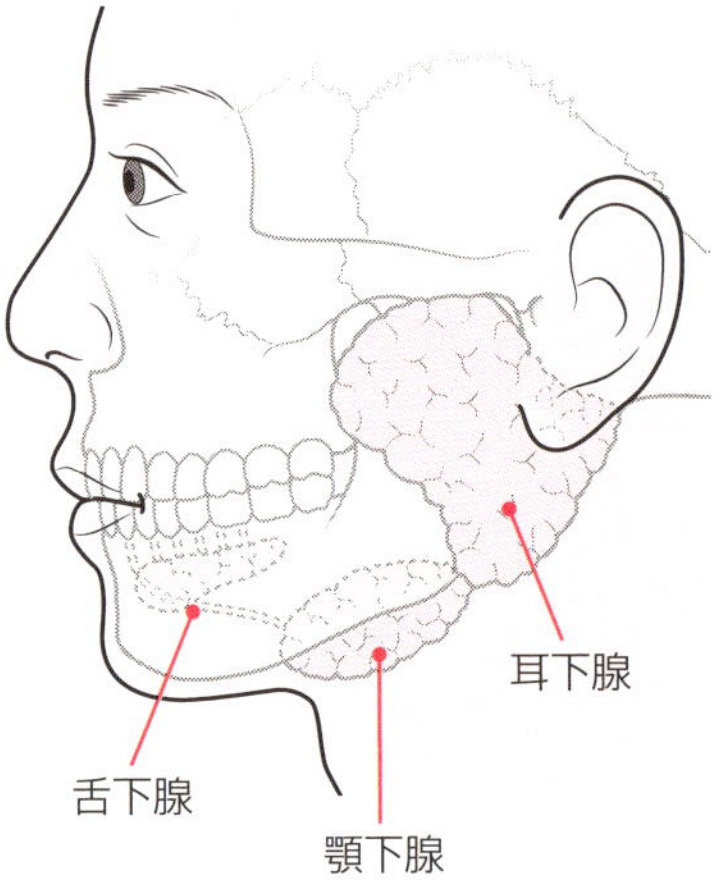

刺激を与えて機能アップをはかる

筋肉の緊張が強いと、食物の取り込みや咀嚼の過程に問題が起こりがちです。口元を中心に、マッサージで筋肉の緊張をゆるめましょう。

唾液量の調整にもマッサージが有効です。唾液がうまく飲み込めず、よだれに悩んでいる場合には、唾液腺を皮膚の上から冷やすと、唾液の分泌量が減ることがあります。逆に、口の中が乾燥気味で咀嚼に問題が生じている場合には、冷やさず、手の指だけでやさしくマッサージすると、唾液の分泌が促されます。

目的に応じた適切な方法を選んでください。

話すことも訓練になる

食べるために使う器官は、発声に使われる器官と重なります。そのため、発声練習も嚥下リハビリにつながります。

唇や舌を大きく動かし、はっきり発音できるように練習してみましょう。

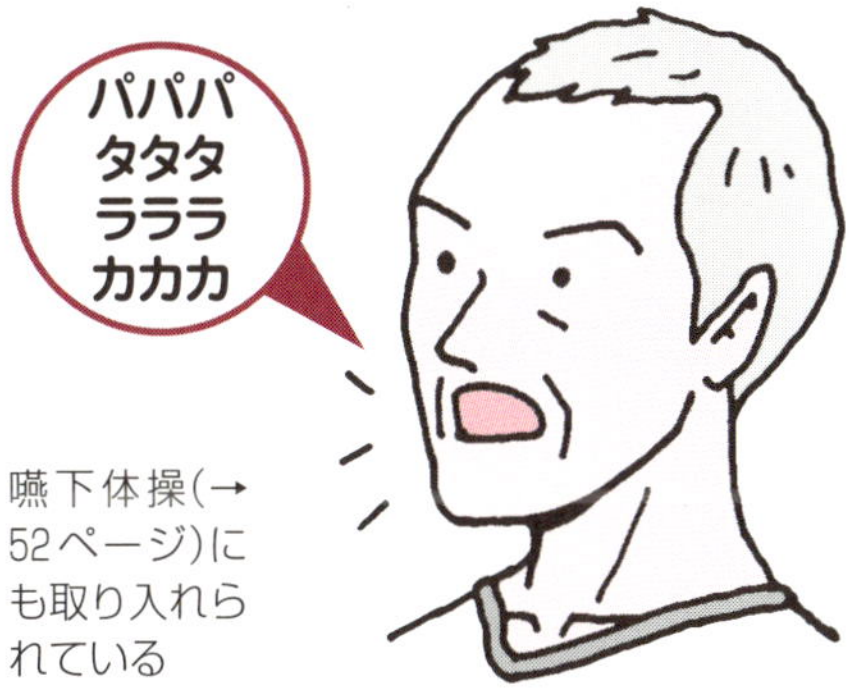
パパパ
タタタ
ラララ
カカカ

嚥下体操(→52ページ)にも取り入れられている

手を使ってマッサージ

マヒがある人などは、介護者が指の腹を使ってやさしくマッサージします。急に顔にさわられるのはいやな人もいるので、必ずひと声かけてから始めます。

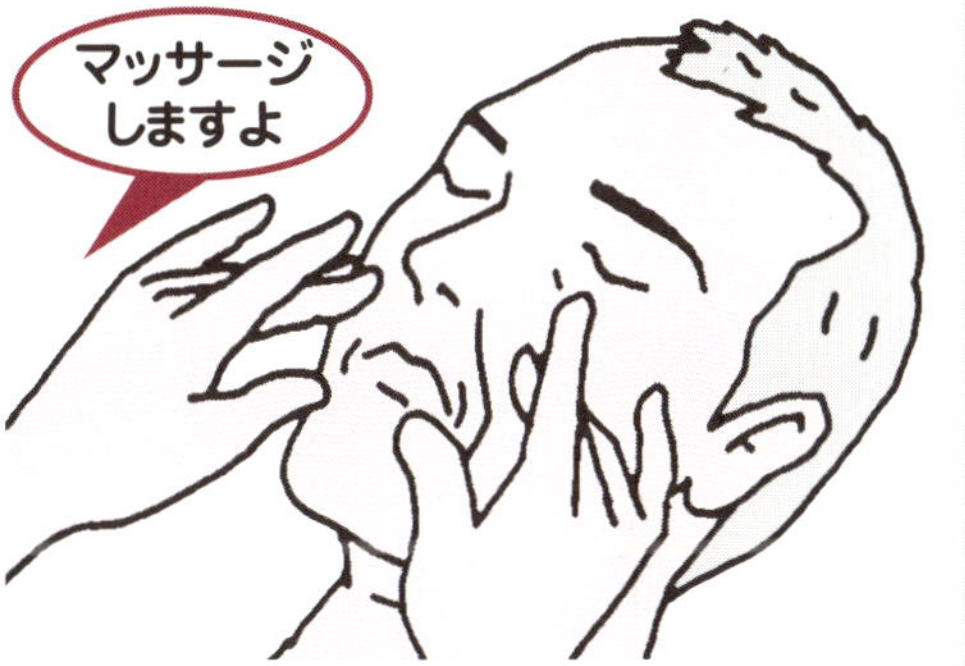
マッサージしますよ

やさしい刺激で筋肉の緊張をほぐす

冷たい刺激を与えるアイスマッサージ

よだれが多い人には、唾液腺のある部位を中心にしたアイスマッサージもおすすめです。冷やすことで唾液腺の働きが抑制されやすくなります。

また、筋肉の緊張をほぐすのにも有効です。冷やすと一時的に血管が収縮しますが、その後、血管が広がり、筋肉の緊張がやわらぎます。

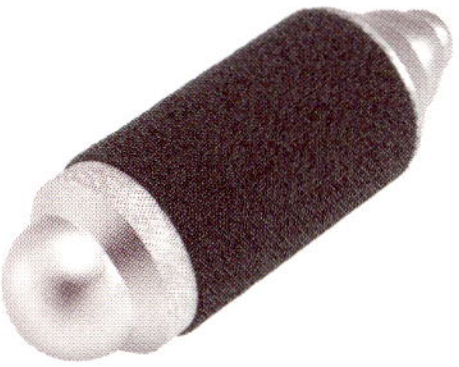

専用の器具を使って……

チルコールド®というアイスマッサージ専用の器具。握り手の内部に氷と少量の食塩を入れてよく振り、冷えた両端の金属面をマッサージ部位に当てて使う

コーヒーの缶でもOK

スクリューキャップつきの缶コーヒーの空き缶を利用してもよい。ふたのほうを当てたほうが使いやすい

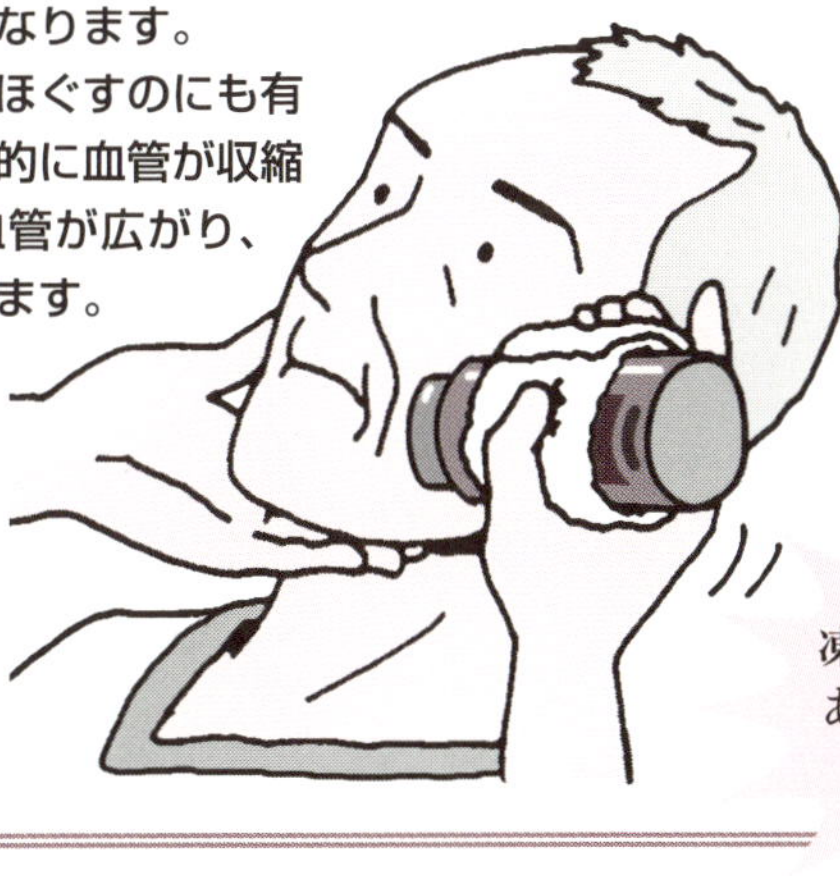

1ヵ所につき10～15秒程度、皮膚が少し赤くなるくらいまで冷やす。1日3回、食前に5～10分程度おこなうとよい

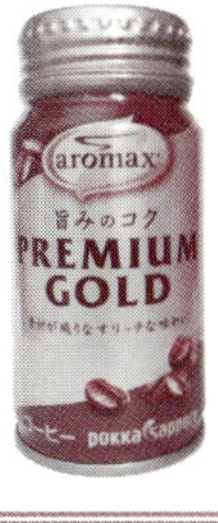

冷やしすぎると凍傷になる危険性があるので、いやがるようならすぐにやめること！

やってみよう

のどのアイスマッサージで飲み込みを促す

嚥下反射が起きにくく、飲み込みに問題をかかえている人には、のどの奥に冷たい刺激を与えてみましょう。そっと静かに刺激すると、嚥下反射が起こりやすくなります。

冷たい刺激のあとに「ごくん」

のどや舌の奥に冷たい綿棒を差し込み、軽くマッサージをしたあとに「ごくん」と飲み込む練習をしてみましょう。

刺激のあと「ごくん」。飲み込めたら、もう一度刺激して「ごくん」。５分間くらい、これをくり返すことで、嚥下機能を高めていきます。

目的

- 嚥下反射が起こりやすい状態をつくり、「ごくん」と飲み込み動作ができるようにする
- 誤嚥・窒息を予防する

対象者

- 口から食べられない、あるいはごくわずかしか食べられない状態の人
- 口から食べてはいるが、むせやすい、声がしゃがれるなど、飲み込みに問題があると考えられる人

▼刺激する部位

凍らせたアイス綿棒に少量の水をつけてマッサージに使用する

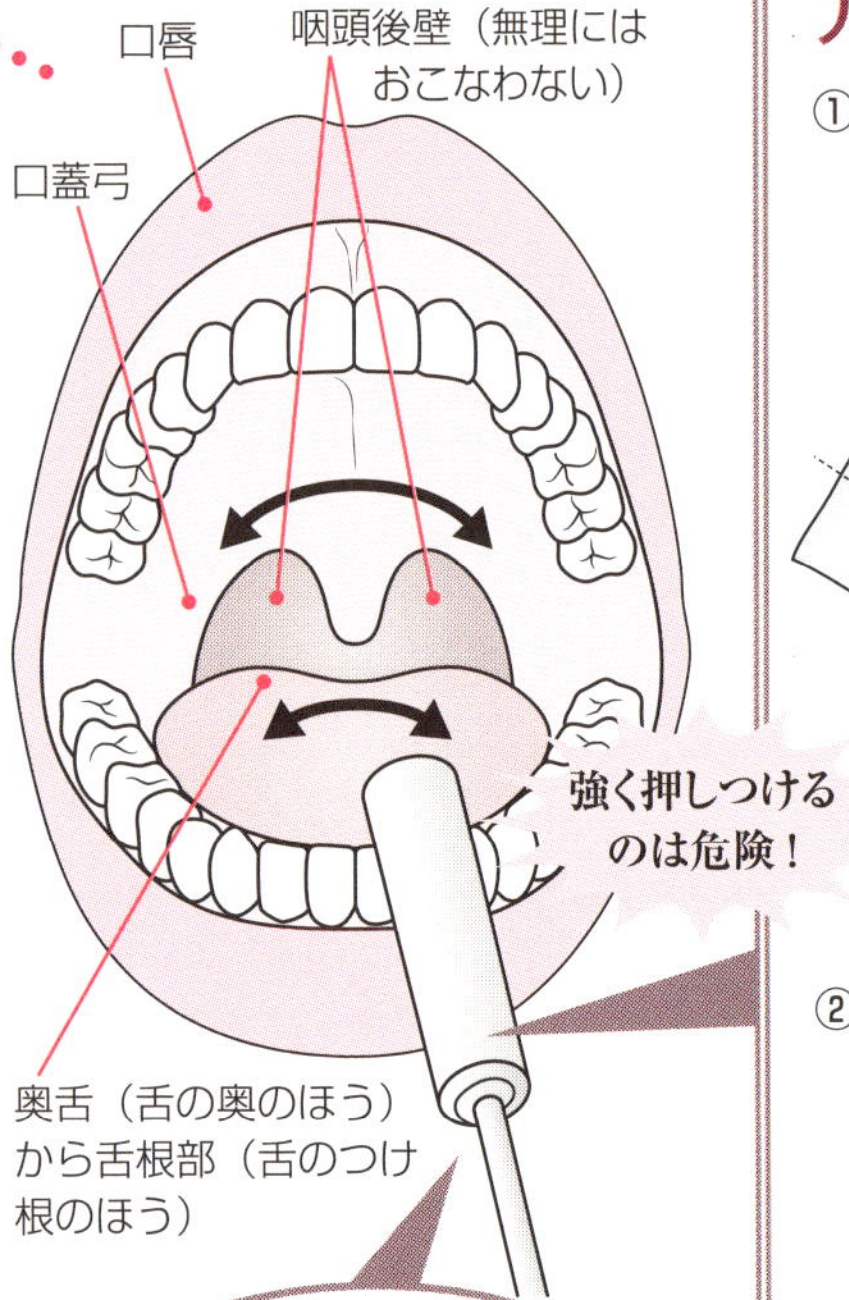

口唇
咽頭後壁（無理にはおこなわない）
口蓋弓
強く押しつけるのは危険！
奥舌（舌の奥のほう）から舌根部（舌のつけ根のほう）

ジュースで湿らせても OK!!

レモン水やジュース、コーヒーなどで湿らせると、味覚を楽しむこともできます。

アイス綿棒の作り方

①割り箸を半分に切り、カット綿を巻きつける

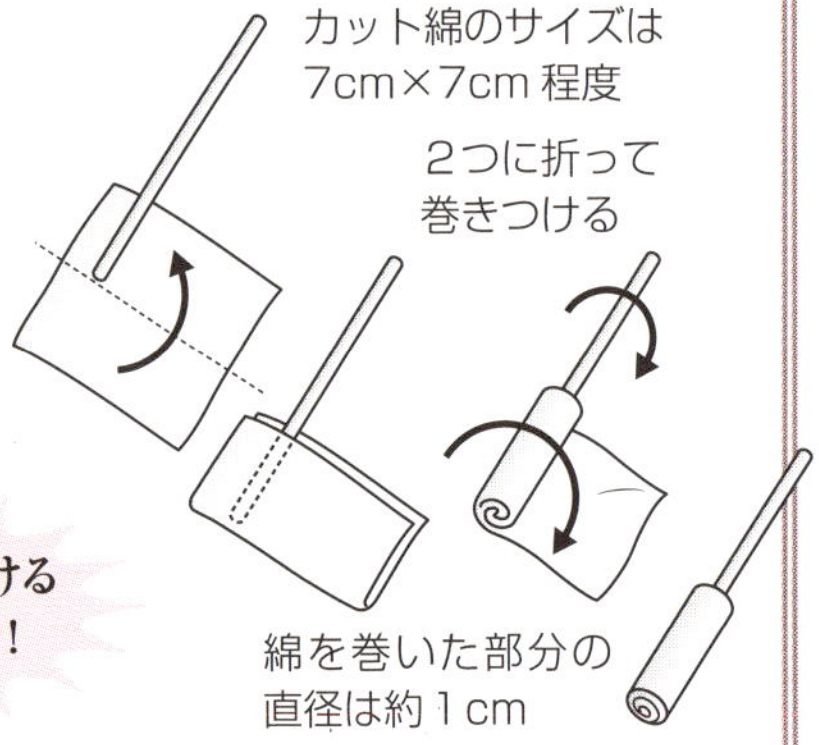

カット綿のサイズは7cm×7cm 程度
２つに折って巻きつける
綿を巻いた部分の直径は約１cm

②水につけて軽くしぼり、形を整えながらトレイに並べて冷凍庫で凍らせる

ラップを敷き、上下を互い違いに並べておくと、凍ったアイス綿棒を取り出しやすい

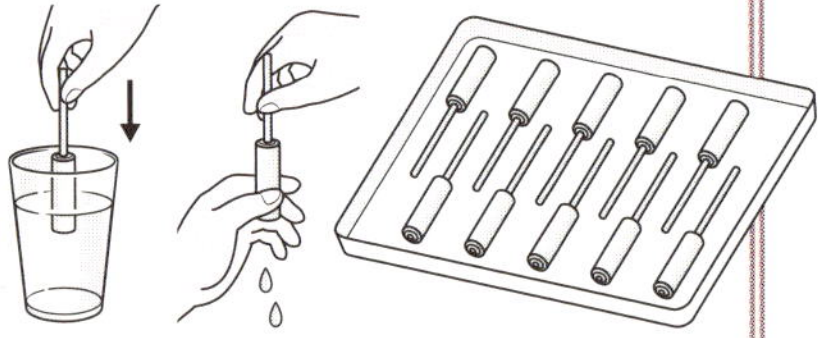

口を開いてくれないとき

脳の病気などで、自分から口を開くことがむずかしい人には、K-ポイントと呼ばれるところを刺激してみます。無理に介護者がこじ開けることなく、口を開くことができます。

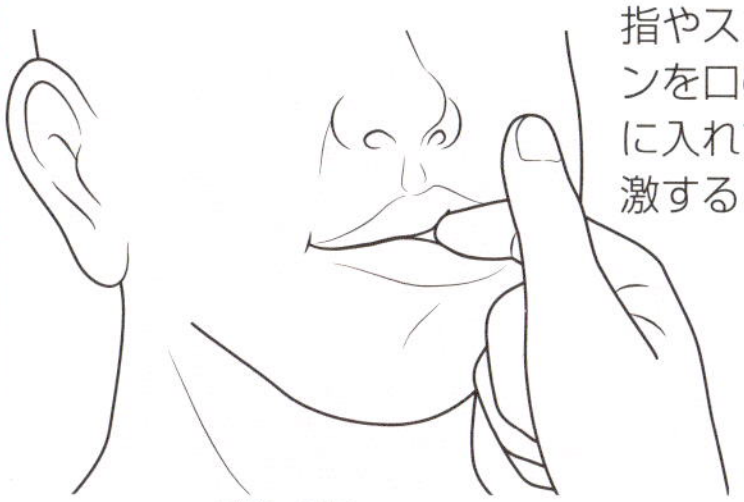

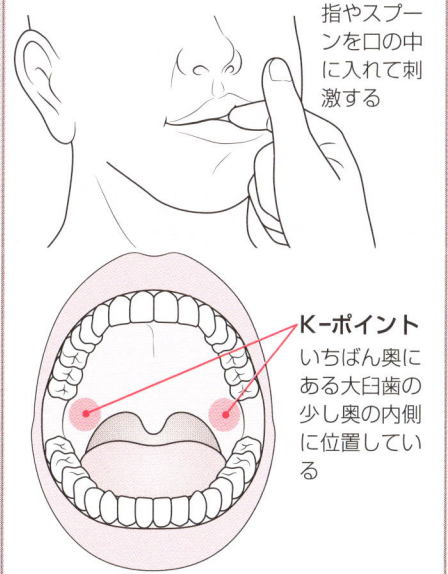

指やスプーンを口の中に入れて刺激する

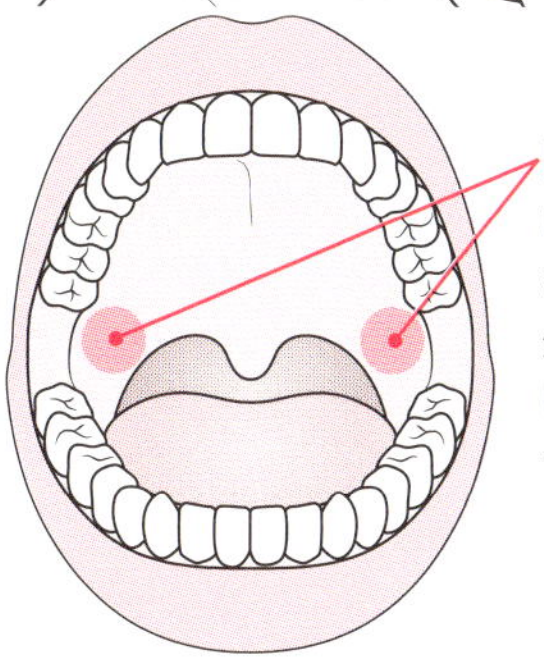

K-ポイント
いちばん奥にある大臼歯の少し奥の内側に位置している

アイスマッサージ

表面を軽くなでるように刺激する

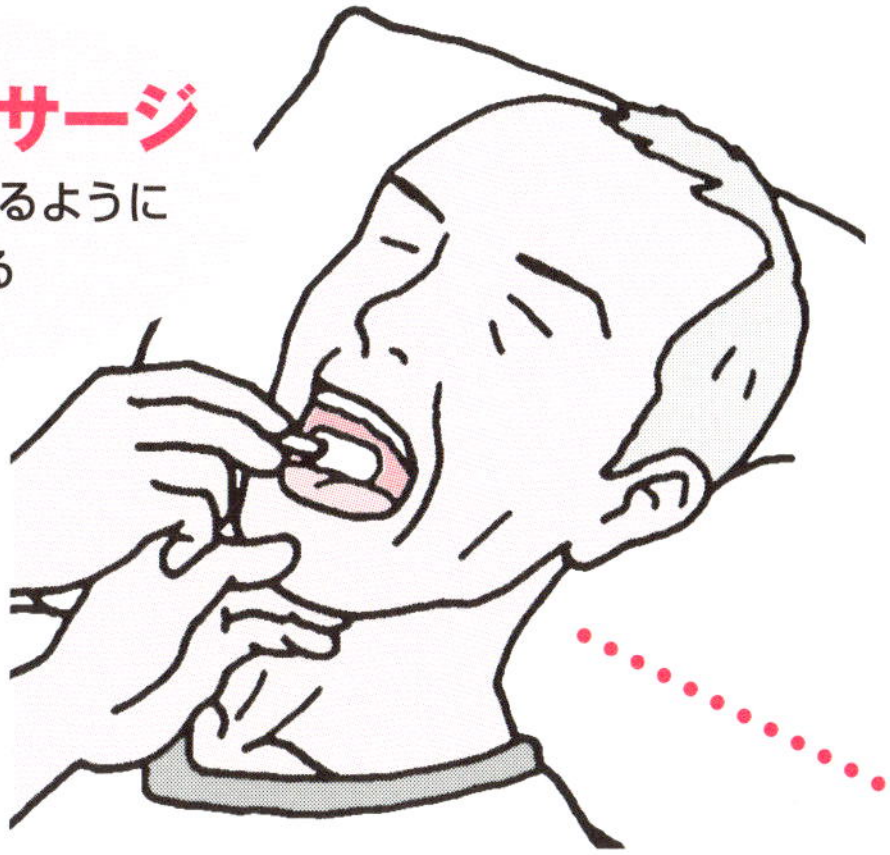

アイス綿棒は、溶けると綿が割り箸からとれてしまう。凍った状態のままで使用すること

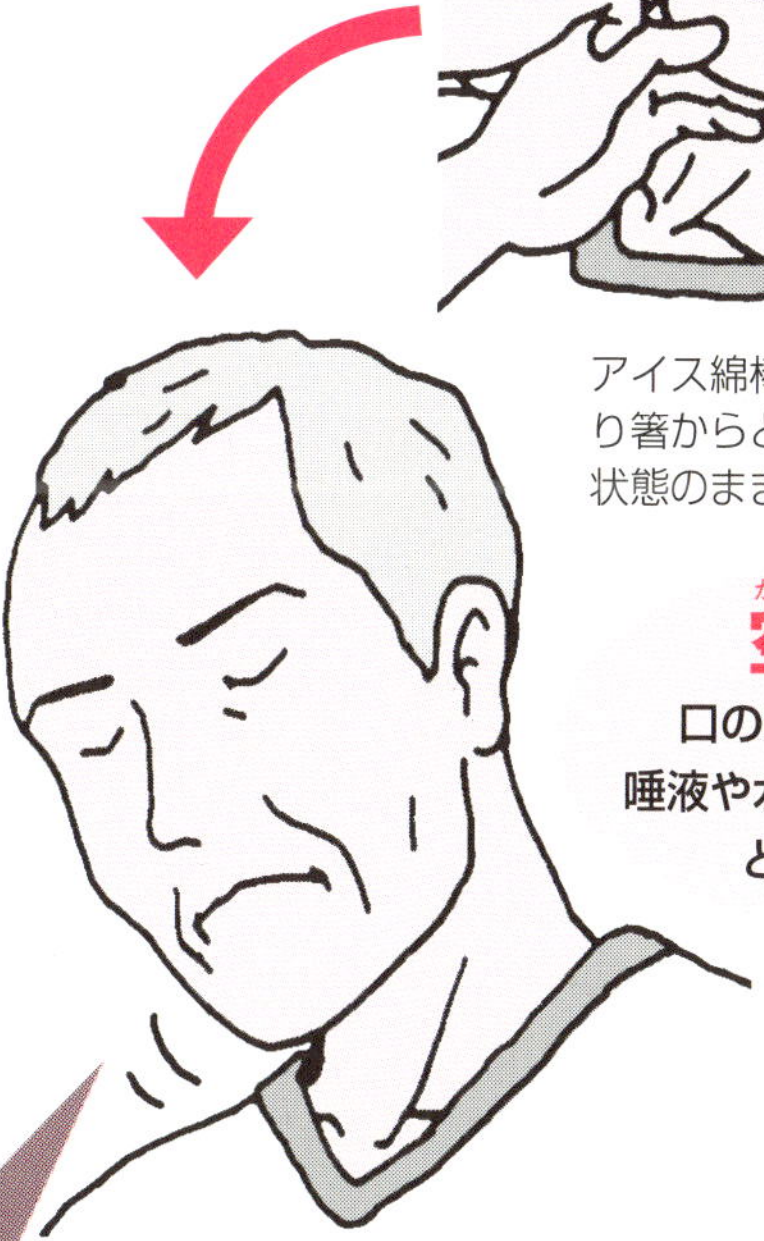

空嚥下《からえんげ》

口の中にたまった唾液や水分を「ごくん」と飲み込む

飲み込みを促すとき

- 口を閉じ、首を軽く下に向けた姿勢をとる
- のど仏からあごの下に向けて、下から上へ軽くマッサージする
- K- ポイントの刺激は嚥下を促すのにも有効

嚥下の練習で誤嚥を減らす

飲み込む過程に問題があると、うまく食べることができません。食べかすが咽頭にたまりやすく、誤嚥の危険性も高くなります。のどのアイスマッサージで、「ごくん」の練習をしましょう。摂食訓練開始前の基礎訓練としても、安全に食べるための毎日の習慣としても有用です。

やってみよう

食べるための筋力を鍛えよう

のどや舌の筋力が低下していると、うまく飲み込めなくなっていきます。今、口から食べられている人も、積極的な訓練で筋力アップをはかっていきましょう。

目的
- 頸部や舌骨のまわりの筋肉を鍛えることで、嚥下機能を上げ、飲み込みやすくする

対象者
- 自分で体を動かせる人
- 高齢者

寝た姿勢でする訓練

仰向けで横たわったまま頭を持ち上げる頭部挙上訓練で、のどや舌のまわりの筋肉を鍛え、飲み込む力をアップさせることができます。ただし、意外に体に負担のかかる訓練なので、無理は禁物です。

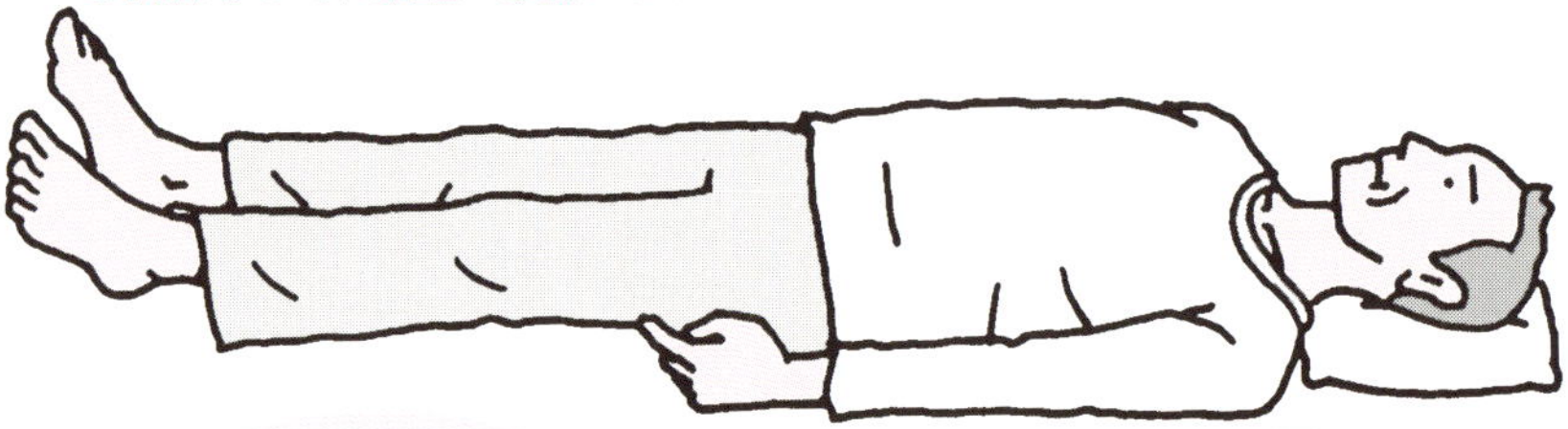

基本の訓練Ⅰ

頭だけ上げ、つま先をみる姿勢を持続したあと、頭を下げて１分間休憩。これを３回くり返す。持続時間の決め方は下記

基本の訓練Ⅱ

２秒間に１回のペースで頭の上げ下ろし。回数は下記の方法で決める

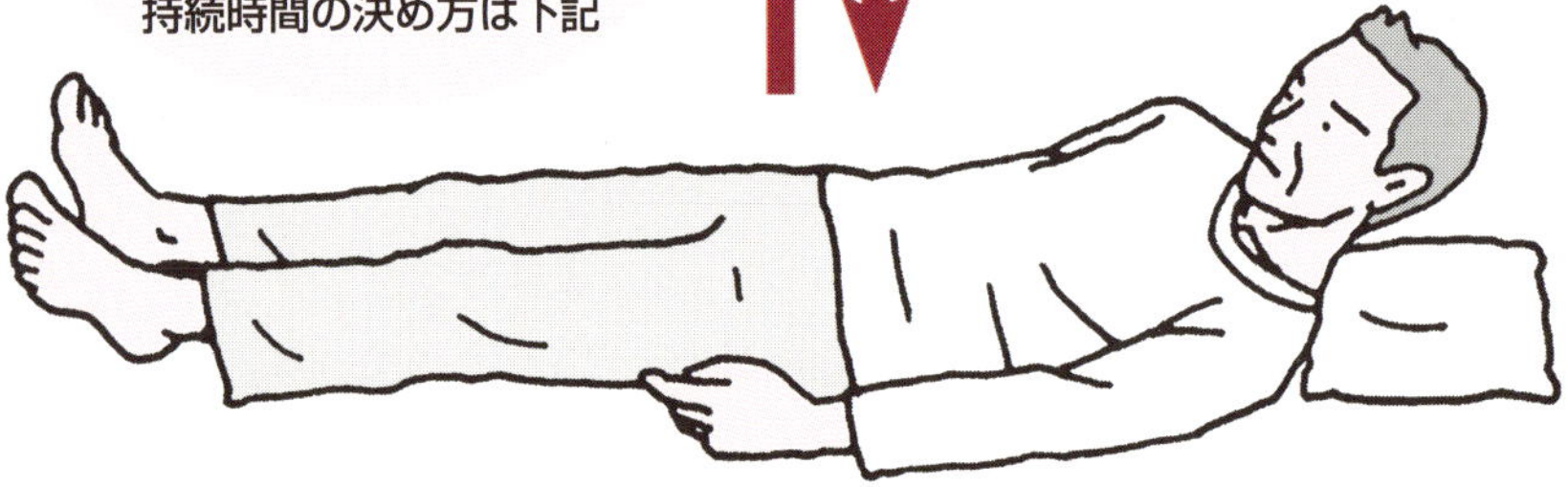

●持続時間の決め方（基本の訓練Ⅰ）

①仰向けになった状態で安静時の血圧と脈拍をはかる

②頭を上げた姿勢を持続できる時間をはかる（「かなりつらい」と感じたら頭を下ろす。１分間は超えないようにする）

③血圧と脈拍を測定し、いずれも安静時より20以上上昇していなければ、頭を上げられていた秒数の半分の時間を、訓練時の持続時間とする

●回数の決め方（基本の訓練Ⅱ）

①基本の訓練Ⅱの動作を何回できるか数える。遅くなったり、疲れてきたらそこで終了

②できた回数の半分の回数を、毎日の訓練時の回数とする

★血圧や脈拍の上昇がいちじるしい場合や、頸椎に異常がある人は、訓練前に必ず医師に相談する

こんな方法も効果的

「頭部拳上訓練はきつすぎる」「寝ないで気軽に訓練したい」という場合は、別の訓練法もあります。

おでこ体操

背中が丸まっていて仰向けになるのがむずかしい人や、体力が低下している人は、座った姿勢でおこなう体操でも、嚥下に用いる筋肉を鍛えることができます。

①おでこに片方の手を当て、頭でその手を強く押す。そのままゆっくり５つ数えたら力を抜いて10秒ほど休み、また頭に力を入れる。これを３回くり返す
②おでこに手を当てたまま、１秒ごとに「いち、に、さん」と声を出して数えながら、頭で押す動作を５回くり返す
③①②を１セットとし、１日最低３セット、おこなうようにする

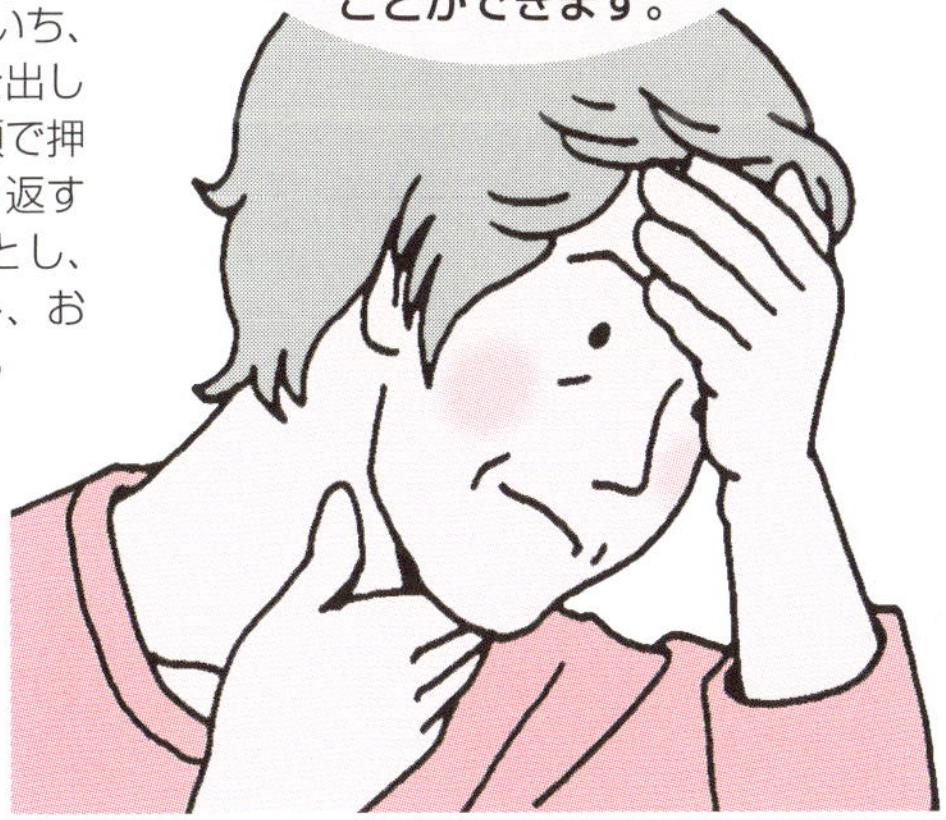

一方の手は、あごの下に置いておくと、頭で押すときに、あごの下の筋肉に力が入ることが確かめられる

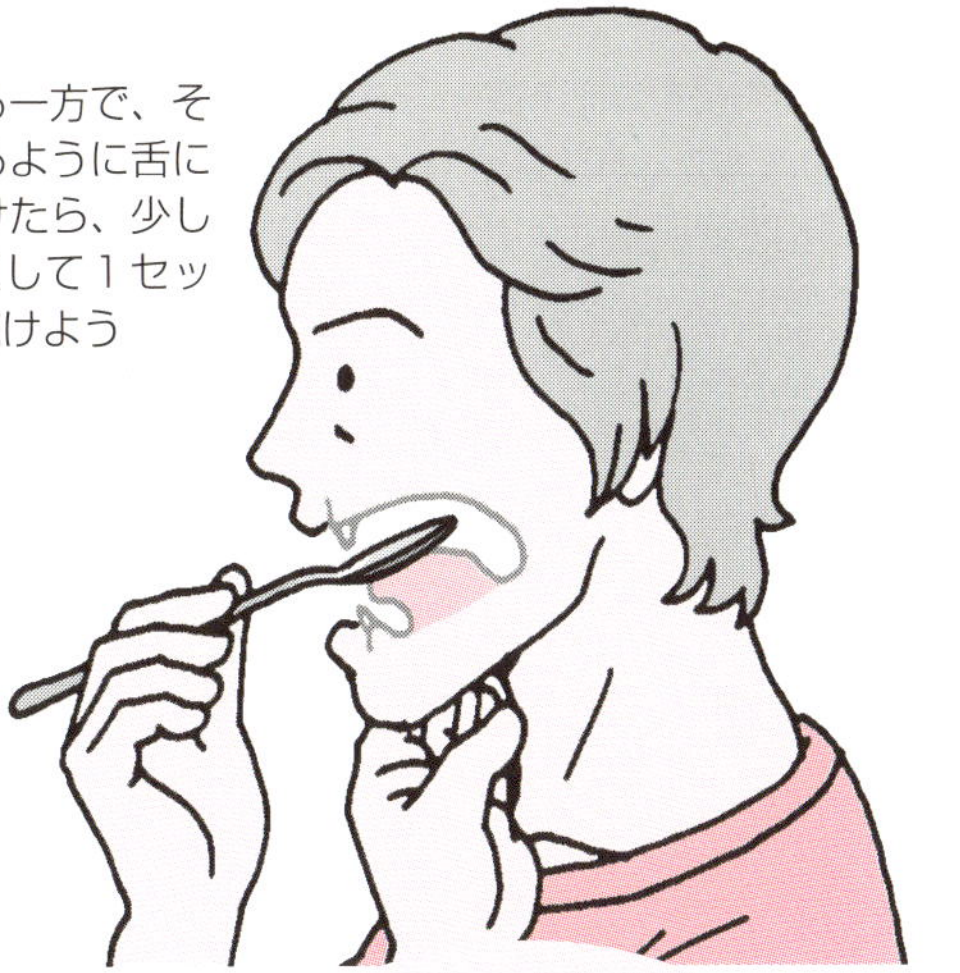

スプーンで舌を押さえる一方で、そのスプーンを持ち上げるように舌に力を入れる。数秒間続けたら、少し休んで10回ほどくり返して１セット。１日２～３セット続けよう

舌の筋トレ

舌を口蓋に押しつけるようにぐっと持ち上げると、あごの下の筋肉が収縮します。舌の持ち上げ動作で、「ごくん」とするときに使われる筋肉を鍛え、飲み込みを改善することができるのです。

効果を得るには続けることが大切

ここに紹介した筋力アップの方法は、継続することで効果が出てきます。反復唾液嚥下テスト、水飲みテストなどを定期的におこなうと、嚥下機能が改善しているかどうかがわかります。飲み込みに問題がなくなるまで続けましょう。

高齢の方は、嚥下機能が改善したあとも継続したいもの。筋力の低下を防ぐのに役立ちます。

スルメ噛み

噛む力をつけるには、スルメなどのように、なかなか噛みきれない食品を使い、噛みしめる訓練をするとよいでしょう。

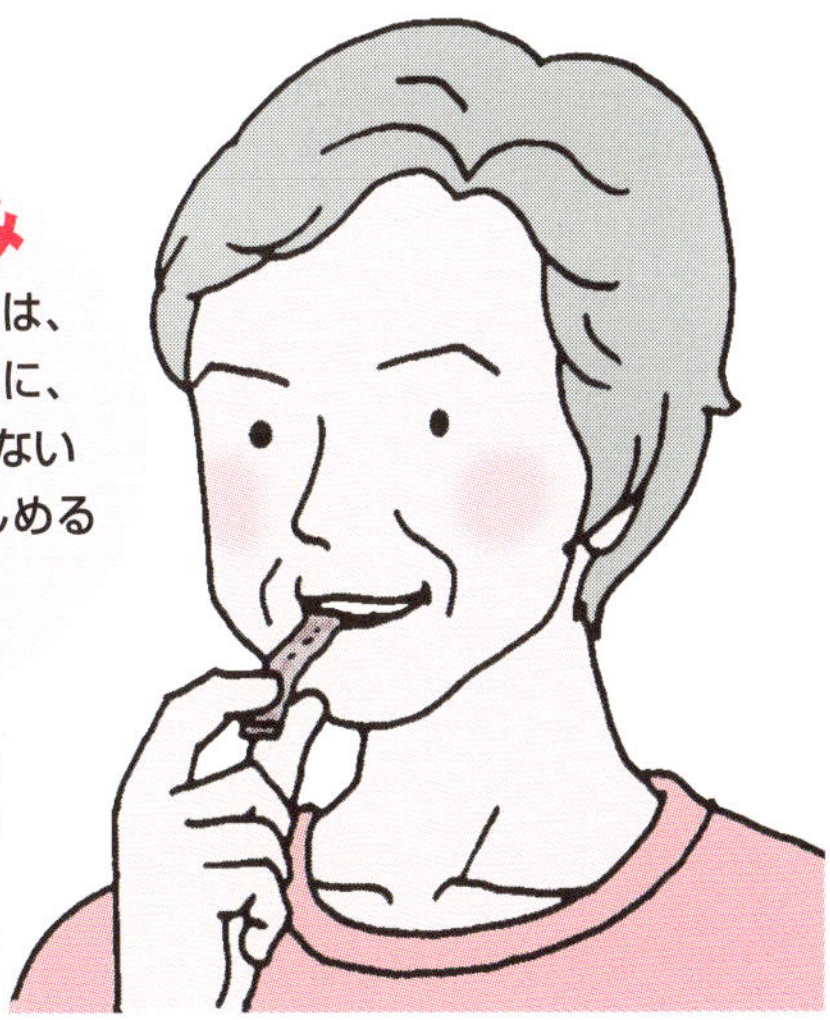

噛みしめすぎると、あごが痛くなることがある。痛みがあるときは、噛みしめ動作は避けたほうがよい

やってみよう

咳の練習、呼吸訓練も効果的

強く咳をする練習や呼吸訓練は、嚥下機能を高める基礎訓練になると同時に、誤嚥を防ぐための対策にもなります。嚥下障害の障害部位やレベルを問わず取り組みましょう。

目的
- 気管にたまった痰や誤嚥しかかったものを吐き出しやすくする
- 嚥下に用いる器官の機能を向上させることで、飲み込みを改善する

対象者
- 嚥下障害のある人すべて（障害部位やレベルを問わない）

痰を出しやすくする訓練

むせたときに出る咳は反射的に起こるものですが、気管にたまった痰を出すには、意識的に咳をしたり、深く息を吐き出したりする練習が必要です。

上手に咳をする訓練

嚥下機能の低下が進むと、咳をすることがむずかしくなります。咳の練習をしておきましょう。

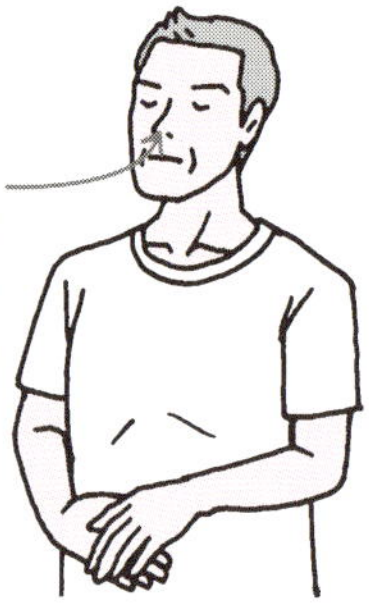

①おなかに手を当て深く息を吸う

やりすぎると声帯を傷めるおそれがあるので注意して！

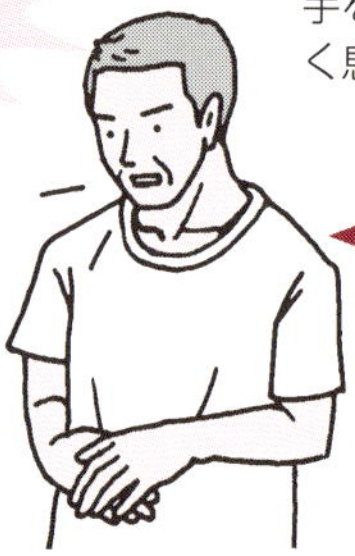

②2秒ほど息をこらえてから、おなかをへこませるようにしながら、強く「えへん」と咳払いをする

ハッフィングの訓練

咳ではなく、声を出さずに強くすばやく息を吐き出すことをハッフィングといいます。これも気管にたまった痰を排出するのに有効です。

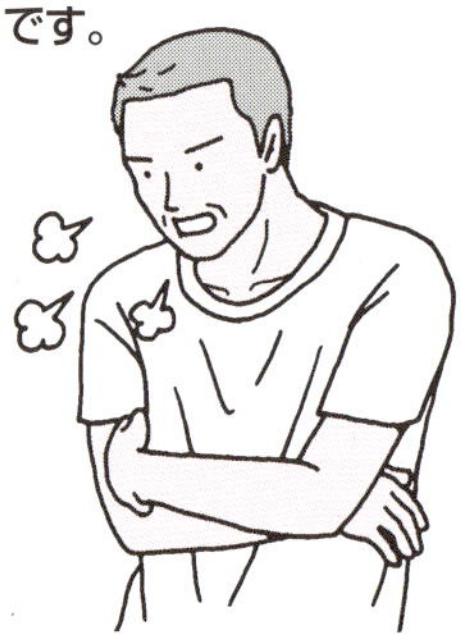

▼アクティブサイクル呼吸法

咳とハッフィングを組み合わせた練習もしておきましょう。痰や誤嚥物を出すときに有効なうえ、のどの感覚が鋭敏になることで、嚥下機能のアップにもつながります。

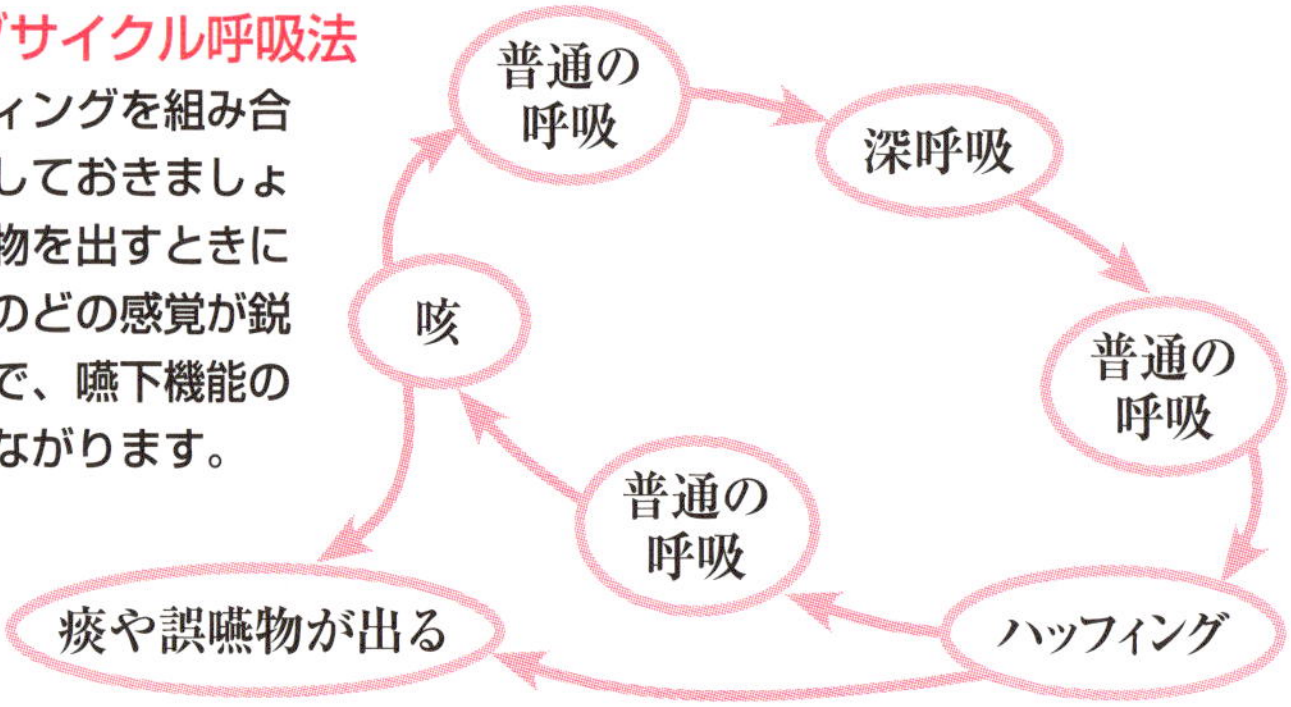

普通の呼吸
深呼吸
普通の呼吸
ハッフィング
普通の呼吸
痰や誤嚥物が出る
咳

毎日続けたい大切な訓練法

ここで紹介する方法は、嚥下機能を高めるだけでなく、誤嚥対策にもなる訓練です。摂食訓練に入る前の基礎訓練としても、口から食べられる状態の人が、より安全に食べ続けるようにするためにも役立ちます。

呼吸をコントロールする訓練

呼吸と嚥下には深い関係があります。飲み込む瞬間は息が止まり、飲み込めたら息を吐いて呼吸が再開されます。この流れをスムーズにできるようにする練習をしておきましょう。

目的

- 肺機能の強化
- 口から鼻の通路を閉鎖する機能を高め、食物の鼻への逆流を防ぐ
- 誤嚥の危険性を減らす

対象者

- 嚥下障害のある人すべて（障害部位やレベルを問わない）

口すぼめ呼吸

肺機能の強化や、口と鼻の通路をふさぐ機能の強化に有効です。嚥下訓練のなかでもっとも大切な訓練ですので、しっかり続けましょう。

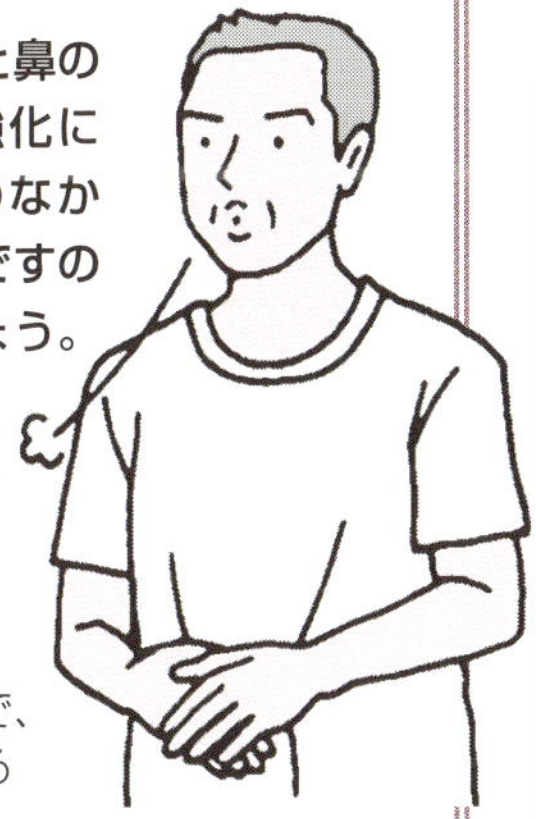

深くおなかのほうまで息を吸い込んだら、20〜30cm 先のろうそくの炎を吹き消すつもりで、口をすぼめて息を吐く。吐く息に集中し、一定の強さで、できるだけ長く吐き続ける

息こらえ嚥下

呼吸と嚥下の関係を意識しながら飲み込むことで、誤嚥の危険は減らせます。食物は使わず、空嚥下で十分に練習しておけば、実際の食事の場面でも応用できます。

息を十分に吸い込む
↓
息を止め、意識を嚥下に集中させて「ごくん」と飲み込む
↓
息を勢いよく吐く

ペットボトルブローイング

口すぼめ呼吸と同様に、呼吸に用いる筋肉を鍛えるのに、非常に有効な訓練です。唇をしっかり閉じる練習にもなります。うまくできているかが一目瞭然。取り組む意欲も高まりやすい方法です。

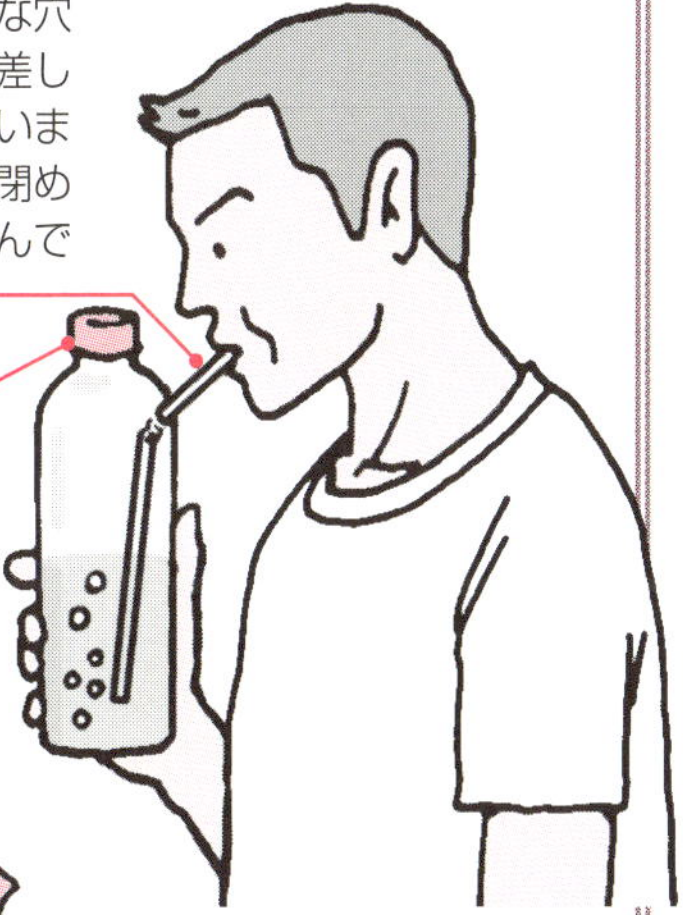

ペットボトルに小さな穴をあけてストローを差し込む。水を半分くらいまで入れてキャップを閉めてから、息を吹き込んで泡を立てる

吹き込む力に合わせてキャップの閉めぐあいを調整する。しっかり閉めれば閉めるほど、強い力で息を吹き込まないと泡立ちにくくなる

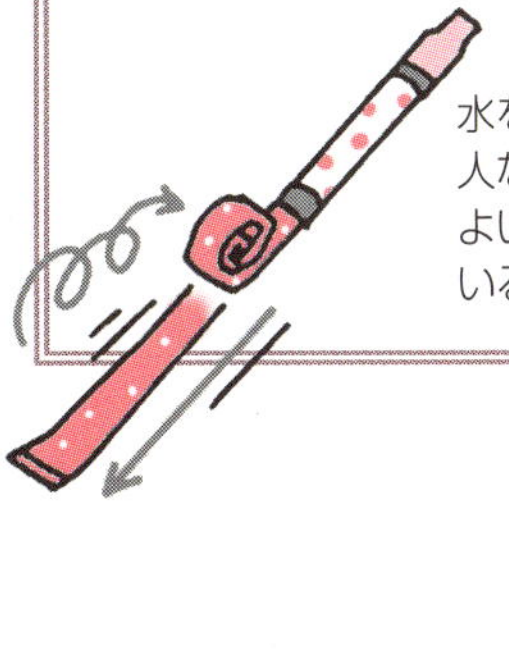

水を飲んでしまうような認知症の人などはおもちゃの巻笛を使うとよい。長く息を吹き込み、伸びている状態をできるだけ維持する

やってみよう

嚥下体操はセットで続けていこう

本書の監修者である藤島一郎先生考案の「藤島式嚥下体操」。基礎訓練として、あるいは食事の前の準備体操として、毎日続けることがすすめられます。

毎日三回の体操を習慣にする

食べるために使う筋肉が、かたく緊張したままではスムーズな飲み込み動作はできません。そこで取り組みたいのが、食べるために使う筋肉をほぐしたり、鍛えたりするための体操です。

「藤島式嚥下体操」は、一連の体操に呼吸法の訓練や発声練習も取り入れたコンパクトな訓練法。毎日三回、欠かさず続けるようにしましょう。

目的
- 食べるために使う筋肉をほぐしたり、鍛えたりする
- 呼吸法や発声法の練習を習慣化させる

対象者
- 嚥下障害のある人すべて（障害部位やレベルを問わない）

2 首の体操

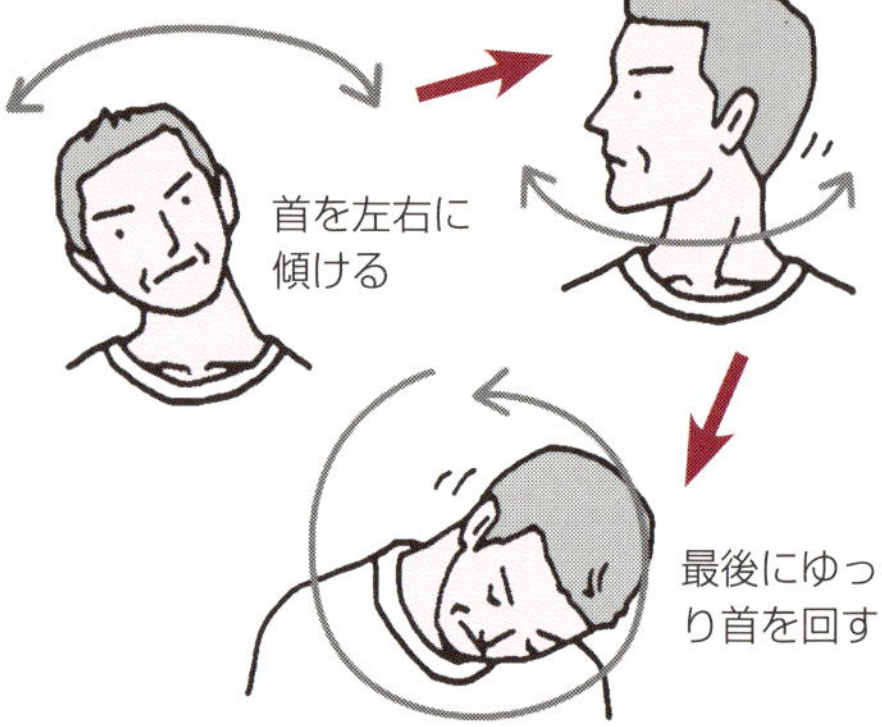

顔を左右に向ける
首を左右に傾ける
最後にゆっくり首を回す

5 頬の体操

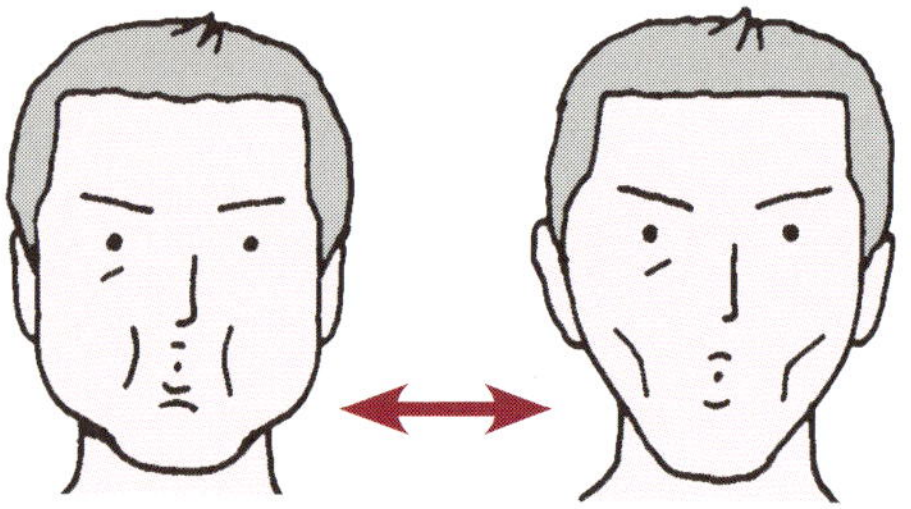

口を閉じたまま、頬を膨らませたり、へこませたりする。2～3回くり返す

8 発声練習

「パパパ、ラララ、カカカ」あるいは「パラカ」とゆっくり5回、次に早口で5回唱える（→45ページ）

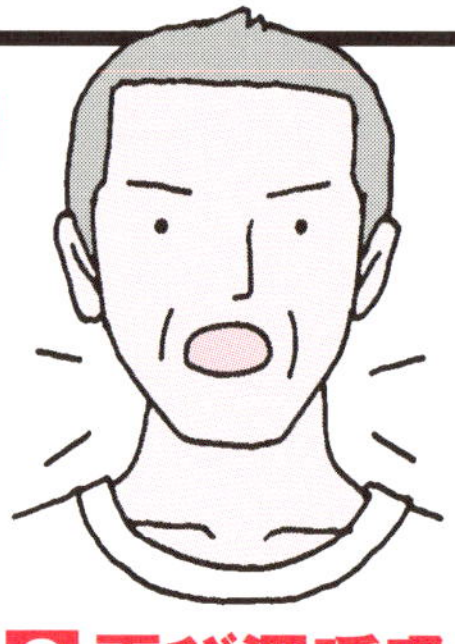

9 再び深呼吸

最後にもう一度深呼吸（1の手順）をして終了

藤島式 嚥下体操のやり方

一連の体操は、ゆったりと座った状態でおこないます。口から食べられている人も、食事前に１セット、必ずおこなうように習慣づけましょう。

1 深呼吸

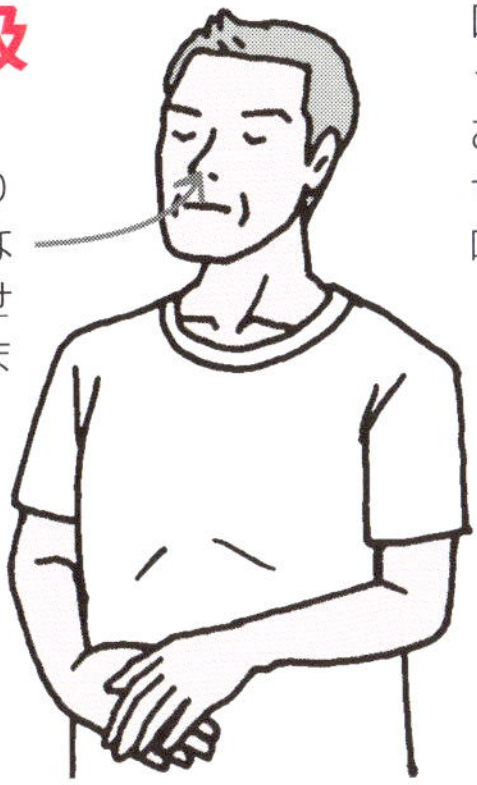

鼻からゆっくり息を吸う。おなかをふくらませるように深くまで吸い込む

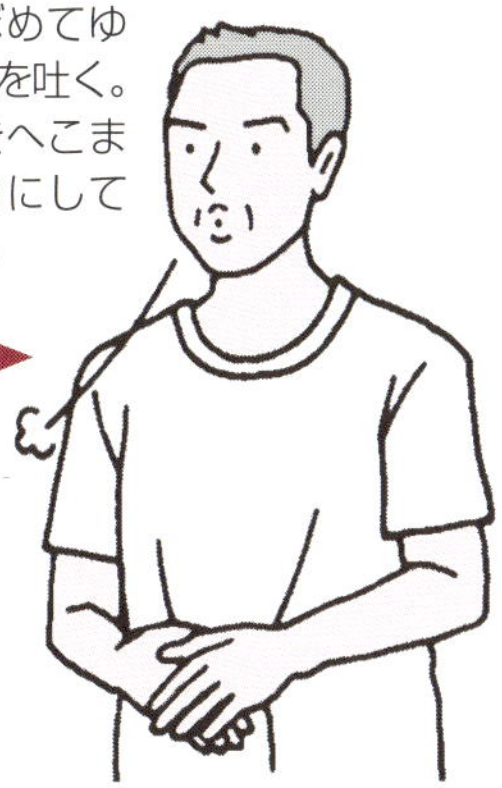

口をすぼめてゆっくり息を吐く。おなかをへこませるようにして吐ききる

3 肩の体操

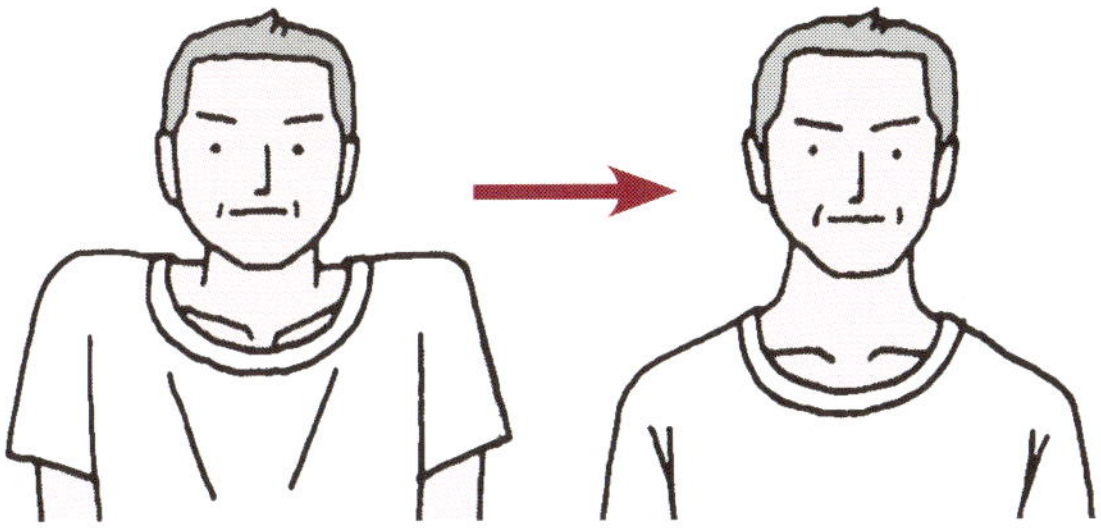

ギュッと肩をすくめるように、持ち上げる

すっと力を抜いて肩を下ろす

4 上体の体操

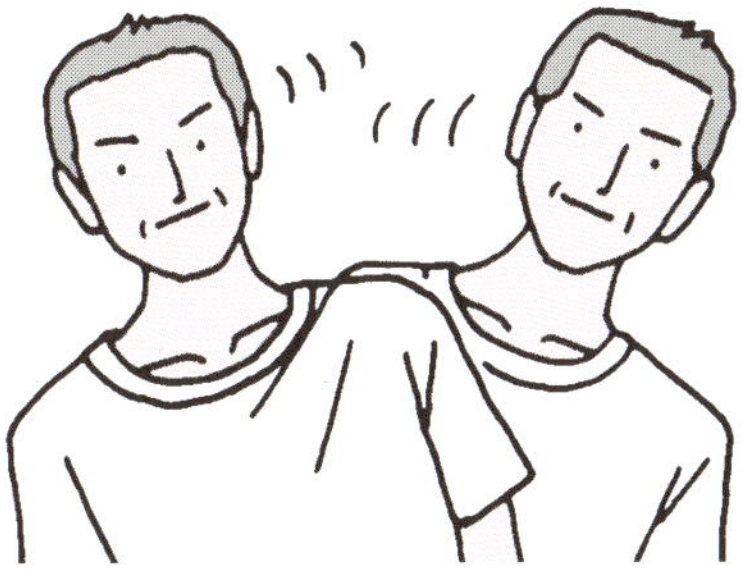

力を抜いて、上体を左右にゆっくり倒す

6 舌の体操

口を大きく開いて舌を出したり、ひっこめたりする。２～３回くり返す

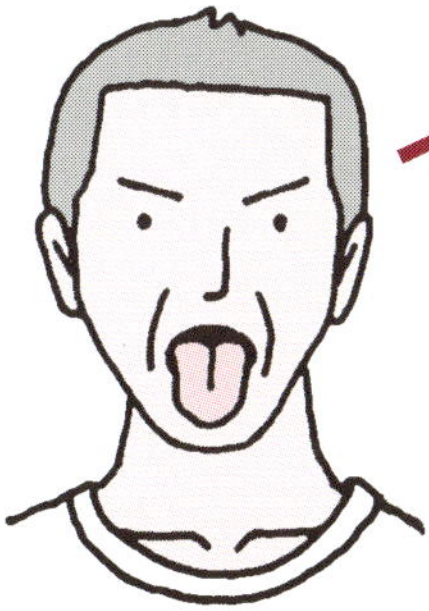

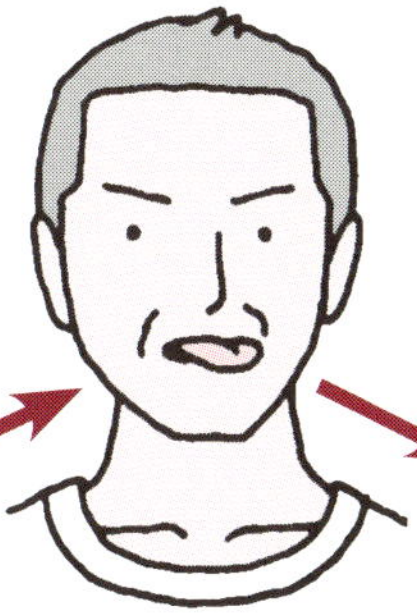

次に舌先を左右に動かす。２～３回くり返す

最後に強く息を吸って止め、３つ数えてから吐き出す

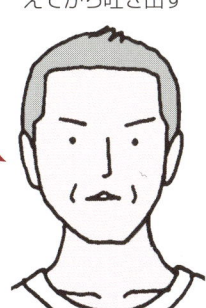

7 おでこ体操

おでこに片方の手を当て、頭でその手を強く押す(→49ページ)

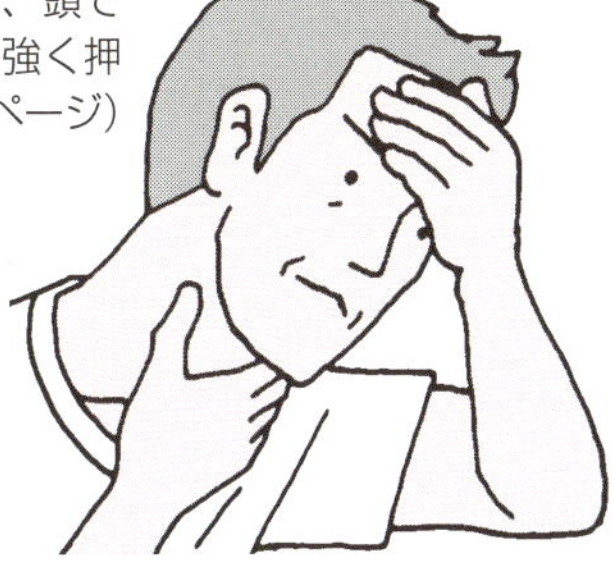

口腔ケア

食べられないときも口内を清潔に

口の中のことを口腔《こうくう》といいます。口の中を清潔に保つ口腔ケアをきちんと続けていくことは、嚥下障害がある人にとって、とくに重要なことです。

汚れやすいところをチェック！

口の中を汚す原因は、食べかすや古くなった粘膜のかす、分泌物や胃の内容物の逆流など。汚れがたまると細菌がたまりやすくなり、さらに汚れがとれにくくなるという悪循環に陥ります。

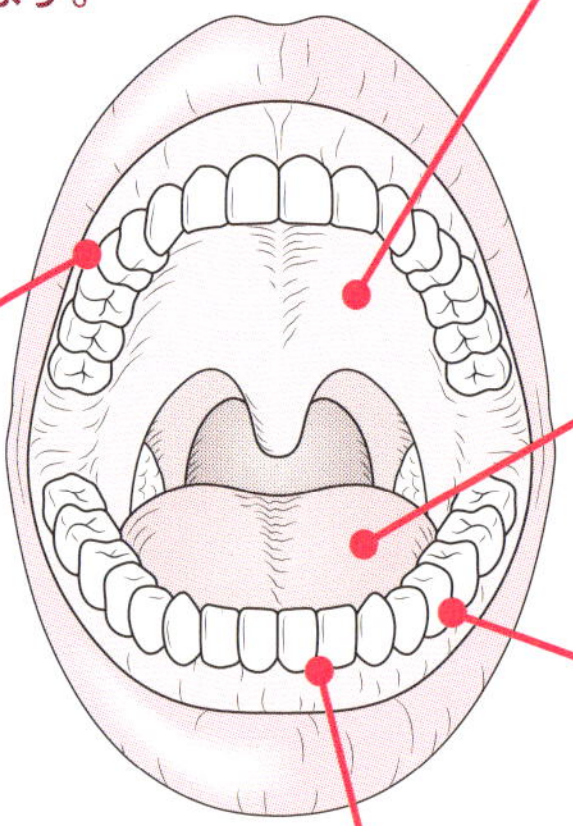

上あご
口蓋に食べかすや汚れがはりつきやすい
舌の上
唾液の量が減ったり、舌の動きが悪くなったりしていると、汚れがたまりやすくなる
歯肉と頬粘膜の間
唇や頬の粘膜と歯肉（歯ぐき）の間
歯の表面
きちんとブラッシングしないと汚れはとれない
歯と歯の間／歯と歯肉の間
すきまに汚れがたまりやすい

介護者にケアしてもらうときは、あごを引き気味に。この姿勢なら、つばがたまっても誤嚥しにくい

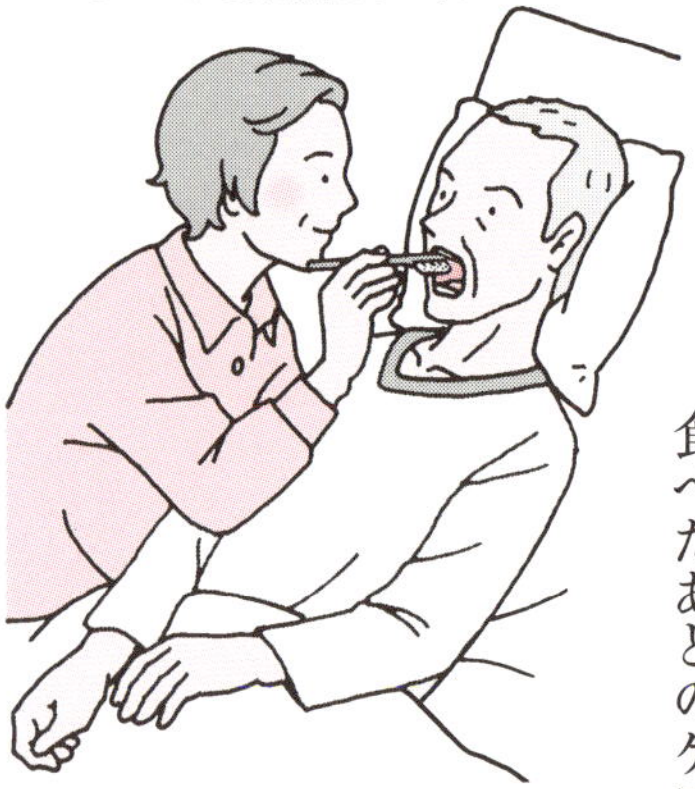

汚れの放置で肺炎の危険性も高まる

口の中の汚れは、細菌の繁殖をまねき、誤嚥性肺炎の危険性を高めてしまいます。汚れによる粘つきは、口の動きを妨げ、嚥下障害を進めるもとにもなります。

口を動かさない状態が続くと、唾液の量が減って自浄作用が働きにくくなり、ますます汚れやすくなります。

食べたあとのケアはもちろん、食べられない状態が続いているときも、しっかり口腔ケアをおこなうことが大切です。

道具を使い分けてケアする

水やお茶で口をゆすぐのは、口内をさっぱりさせるよい方法です。しかし、それだけで汚れは落とせません。口や舌がマヒしている人は、ゆすぐのもむずかしいもの。適切な道具を用いた口腔ケアが必要です。

歯 歯ブラシでピカピカ！

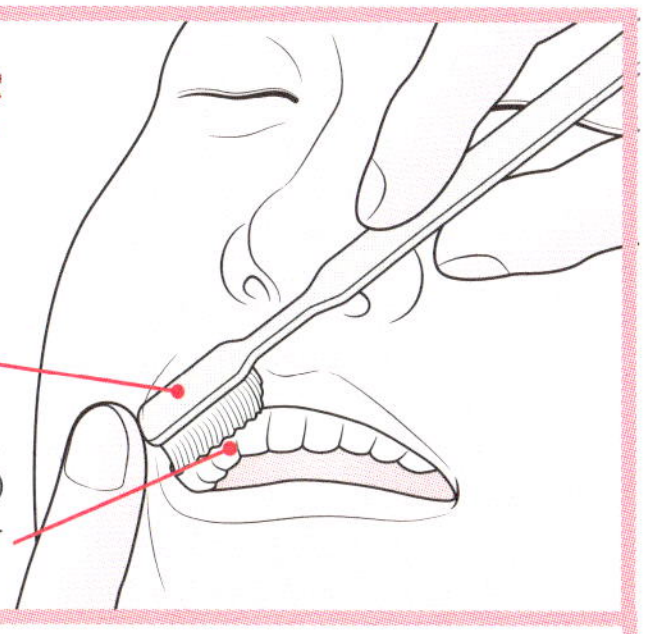
歯ブラシのヘッドは
小さめのものを使う
歯の表面、歯と歯のすき間、
歯と歯肉の境目にもブラシの
毛先を当て、小刻みに動かす

舌・粘膜など スポンジブラシでスッキリ！

棒の先端にスポンジがついている口腔ケア用品。各種の市販品がある。使い捨てが原則

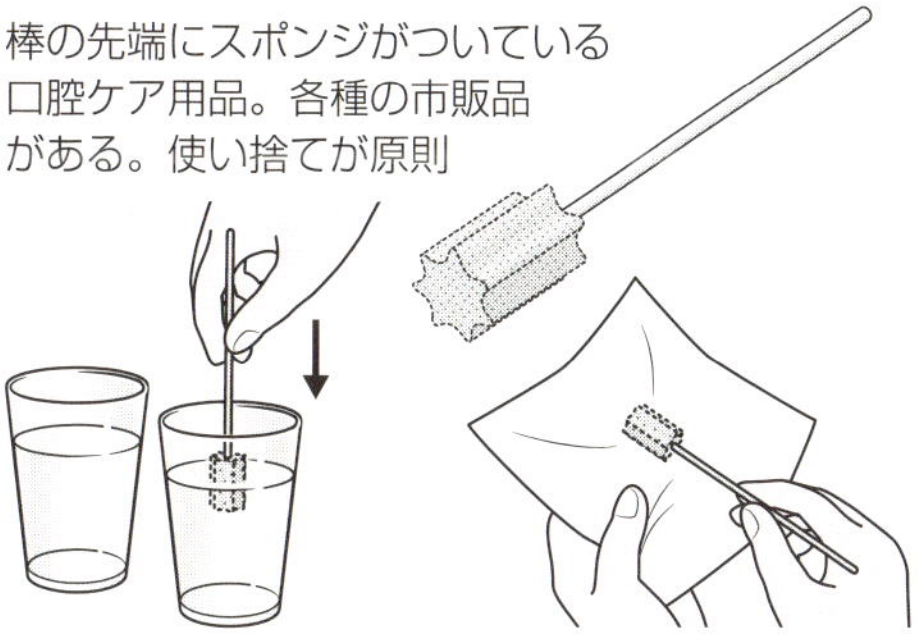

水は、スポンジを湿らせるためのコップと、洗うためのコップの2つに分けておく

スポンジブラシを水に浸したあと、紙ナプキンなどで軽く水分を吸い取り、スポンジから水がしたたり落ちないようにしておく。ケアの途中、スポンジが汚れたら洗い、また水に浸して使う

▼口蓋

奥から手前に、左右に、とスポンジを動かす

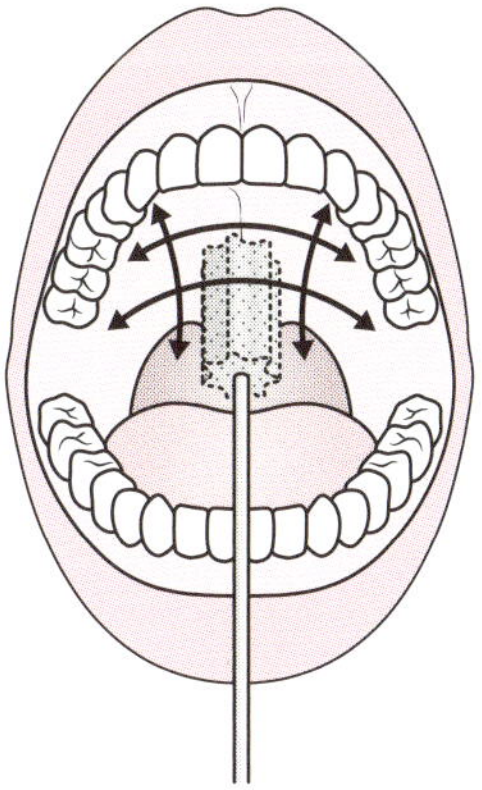

▼頬粘膜

歯肉と頬粘膜の間や、頬粘膜そのものにスポンジを当て、ふき取る

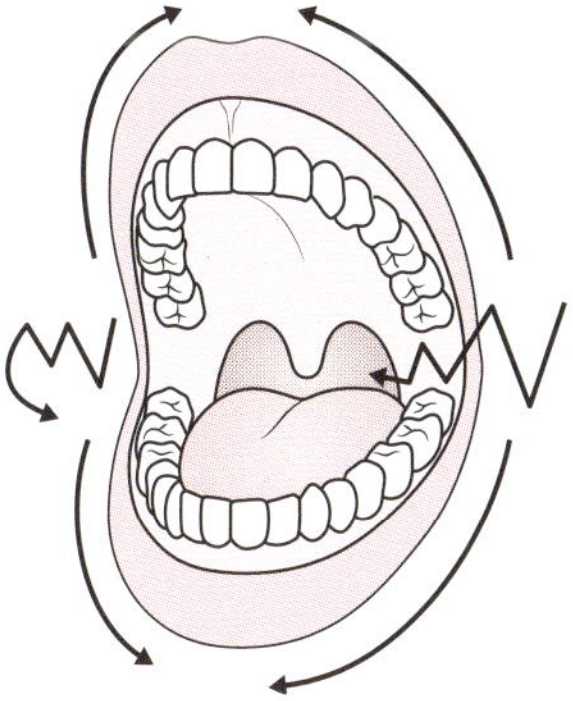

◀歯と歯肉

歯の表面と歯肉の外側、内側の汚れをふき取る

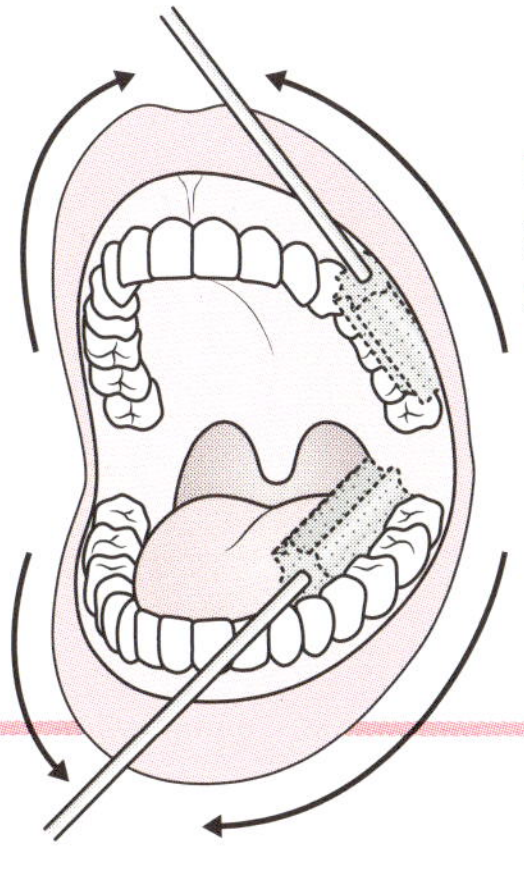

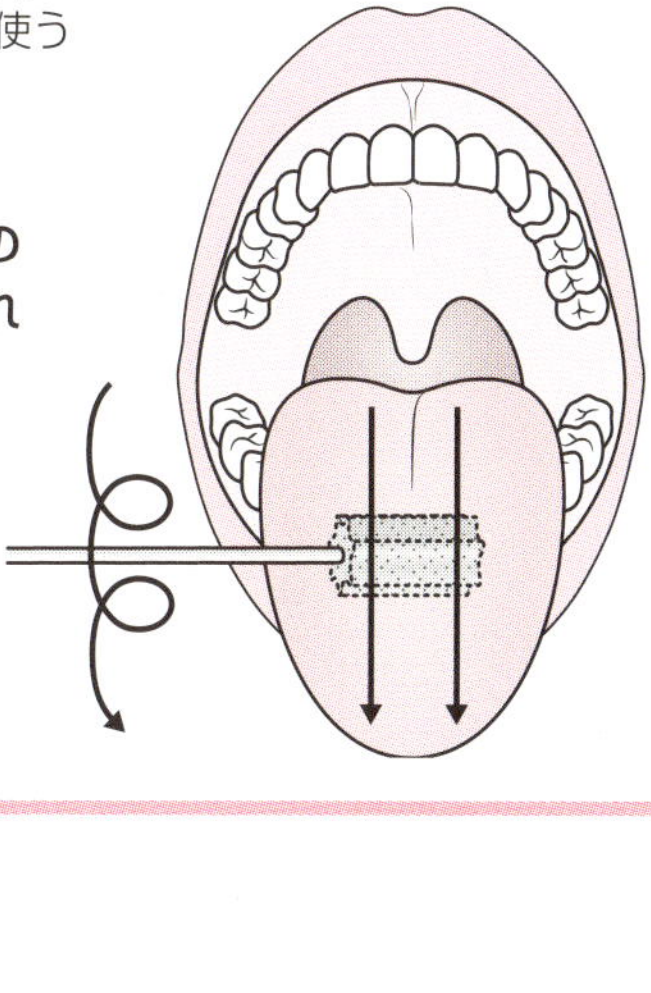

▼舌

舌の奥から手前に、動かすようにする。スポンジブラシではなく、市販の舌ブラシを使ってもよい

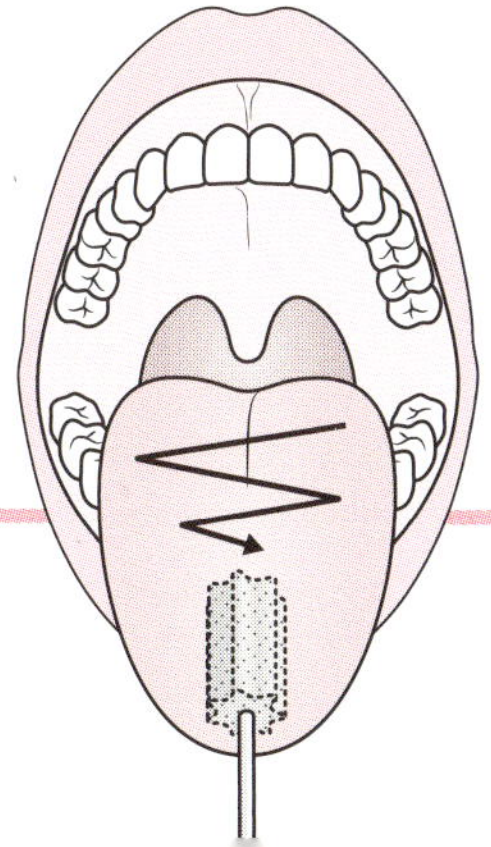

歯科での治療

口内に装着する器具で改善することも

飲み込む力はあっても、うまく咀嚼できないなどというトラブルがあると、食事内容は限られたものになってしまいます。必要に応じて歯科での治療も検討しましょう。

噛む機能を保つために

口の中にトラブルをかかえていると、せっかく飲み込む力をつけても、やわらかくしたものしか食べられません。噛む機能を低下させないことが重要です。

口腔ケアを欠かさない

自分の歯をできるだけ多く、長く残しておくことは、口から食べるためにとても大切です。口から食べている人はもちろん、摂食訓練を始める前の人も、口腔ケアを欠かさず、口の中を清潔な状態に保ちましょう。

問題があれば歯科治療を

口腔ケアが不十分だと、むし歯や歯周病になる危険性が高まります。とりわけ問題なのは歯周病です。歯を支える土台が破壊されるため、放置しておけば歯を失うことにつながります。定期的に歯科でチェックし、必要に応じて適切な歯科治療を受けましょう。

入れ歯を長時間はずしたままにしない

入れ歯を使用している人は、たとえ口から食べられない状態が続いても、長期間、はずしたままにしておかないことが大切です。数日間、入れ歯をはずしていると、いざ使おうとしても歯肉がやせて合わなくなります。合わなくなったらすぐにつくり直し、いつでも噛める状態にしておきましょう。

こすり洗いで清潔に

入れ歯の清掃も、口腔ケアの一環として重要です。1日最低1回は入れ歯をはずして手入れしましょう。

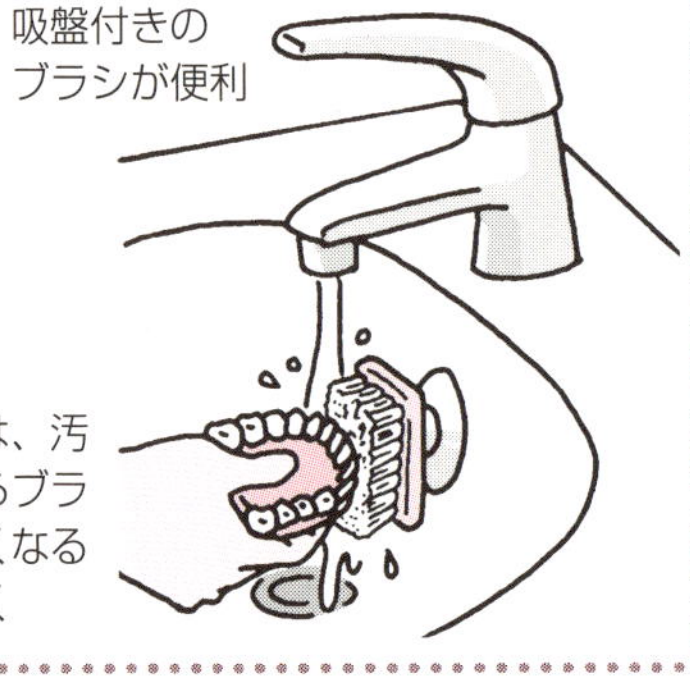

入れ歯洗浄剤につけておくだけでは、汚れはとりきれない。水を流しながらブラシでこすって洗い、ヌルヌルがなくなるようすみずみまできれいにしておく

飲み込みを助ける 舌接触《ぜつせつしょく》補《ほ》助床《じょしょう》

意識したことはないかもしれませんが、口の中のものをのどの奥に送り込むとき、舌は口の中の天井部分（口蓋）に押しつけられています。

舌の動きが悪く、しっかり口蓋につきにくい場合には、舌接触補助床という器具を使うとよいでしょう。天井の位置を下げると舌がつきやすくなり、うまく送り込めるようになります。

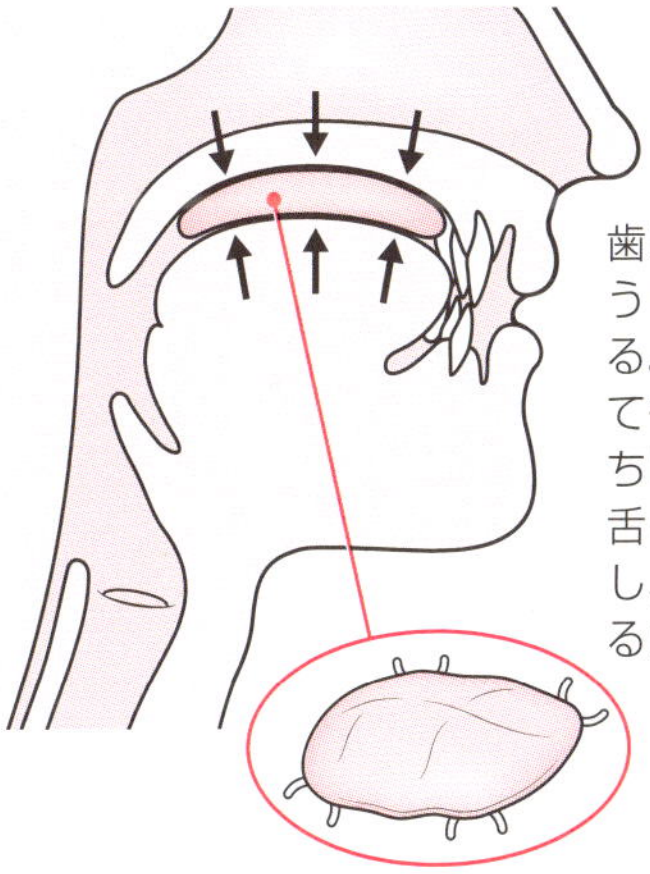

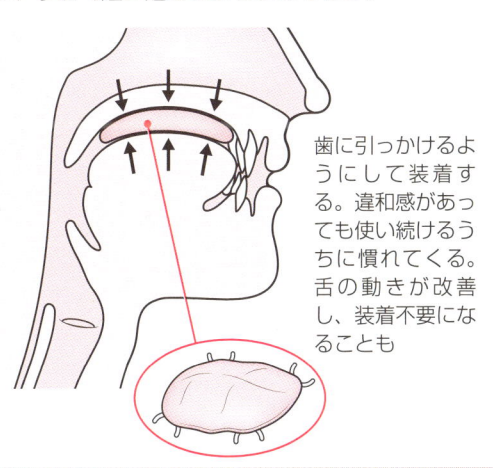

歯に引っかけるようにして装着する。違和感があっても使い続けるうちに慣れてくる。舌の動きが改善し、装着不要になることも

歯科医と相談してトラブルに対応する

口の中のトラブルが、摂食嚥下障害の原因になっていることもあります。

うまく噛めない、噛んでも口の中にたまったまま、などという問題があれば、歯科医の診察を受けたうえで、必要な対策をとりましょう。

補助具が役立つことも

口の中のトラブルは、いろいろな形で現れます。問題点を明らかにして、必要な対策をとりましょう。

頬粘膜を噛まないようにする 手づくりプロテクター

顔面神経マヒがある人は、頬の筋肉がゆるんでいて、咀嚼の際に頬の内側の粘膜を噛みやすいことがあります。

そのような場合には、紙コップを切ってつくったプロテクターを使うとよいでしょう。

紙コップの一部を直径3～5cmほどの円形に切り取る。自分の口に合ったサイズ、形状を確認し、同じものを数枚つくっておく

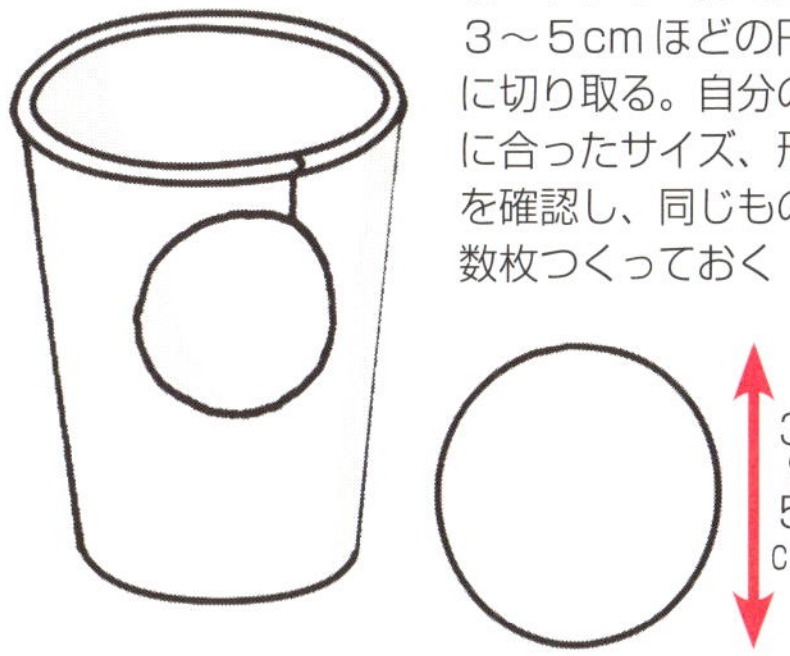

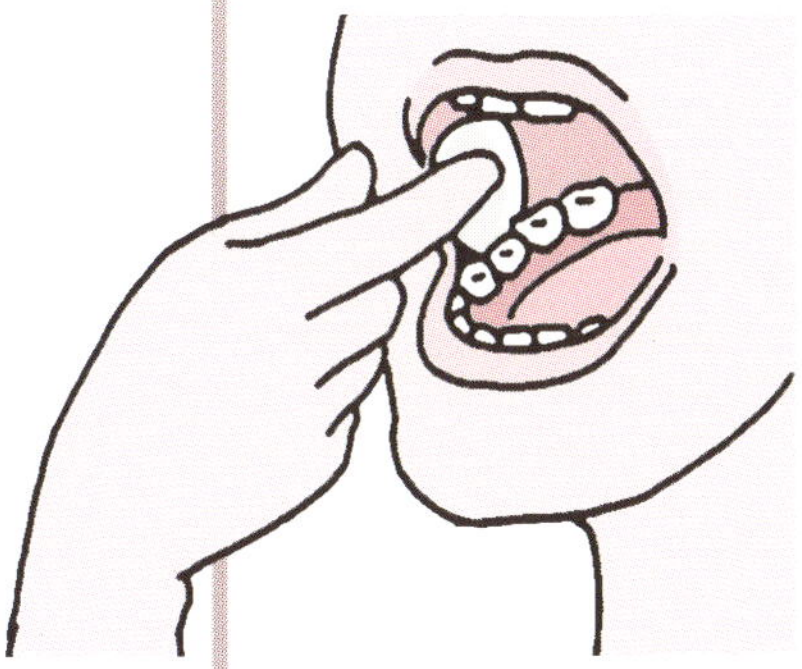

水で濡らしてから、奥歯と頬の間に置く。カーブの凸面を頬の粘膜側にすること

外科的治療

嚥下機能を改善するための手術

各種の訓練を重ねても嚥下機能が十分に改善しないとき、障害部位によっては手術が検討されることもあります。手術で改善する可能性があるかどうかの見極めが重要です。

手術が検討されるケース

嚥下障害の治療としておこなわれる手術は、大きく2つに分けることができます。このほか、障害を引き起こす原因となっている異物などを取り除くための手術もあります。

腫瘍などの障害物がある
食物の通過を妨げる原因になっていることも

↓

腫瘍の切除手術など

→ 障害物はなくなっても、機能障害は残ることがある

機能的な問題が生じている
嚥下にかかわる器官の働きの問題で、うまく飲み込めない状態になっている

↓

以下の条件に当てはまる

- □咽頭部分での障害が主体（口の中や食道部分での障害は、手術では改善しにくい）
- □リハビリテーションでは十分な改善が得られない
- □全身状態は安定している
- □患者さん自身に「口から食べたい」という意欲がある
- □術後に訓練を続けられるだけの意識レベル、体力がある

←

嚥下機能の回復が見込める

YES → **嚥下機能改善手術**
食べられるようにすることを目的にした手術

NO（とくに唾液誤嚥が多く、1日に何度も吸引が必要なとき （→61ページ））→ **誤嚥防止手術**
口から気管への道を閉ざし、誤嚥を防ぐ手術

主な嚥下機能改善手術の方法

残された機能をいかすことで、食べられるようにするための手術です。ここに紹介する方法以外にも、さまざまな手術法がありますが、いずれも発声にかかわる器官は保たれるため話すことに支障は出ません。

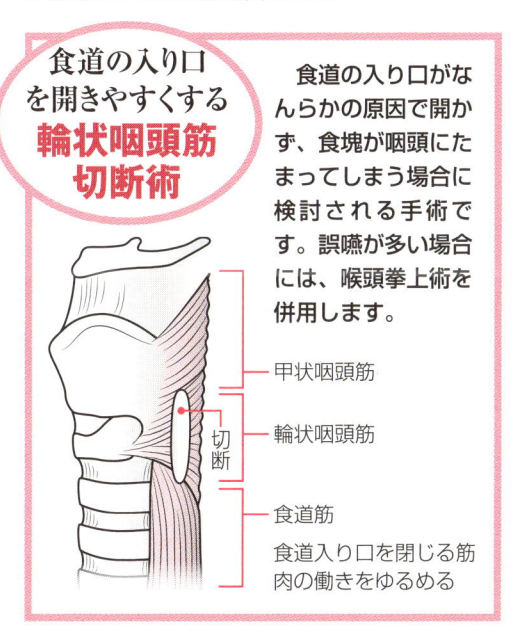

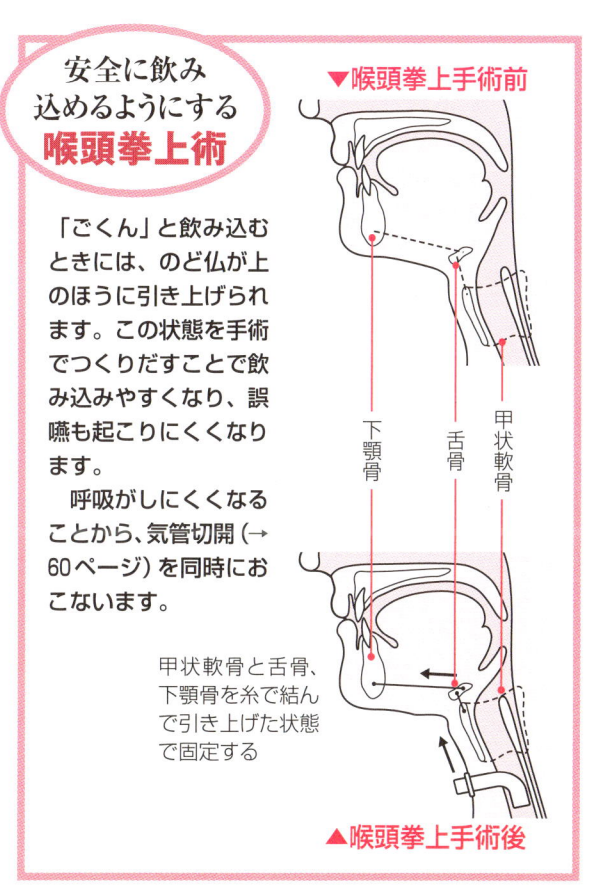

食道の入り口を開きやすくする 輪状咽頭筋切断術

食道の入り口がなんらかの原因で開かず、食塊が咽頭にたまってしまう場合に検討される手術です。誤嚥が多い場合には、喉頭挙上術を併用します。

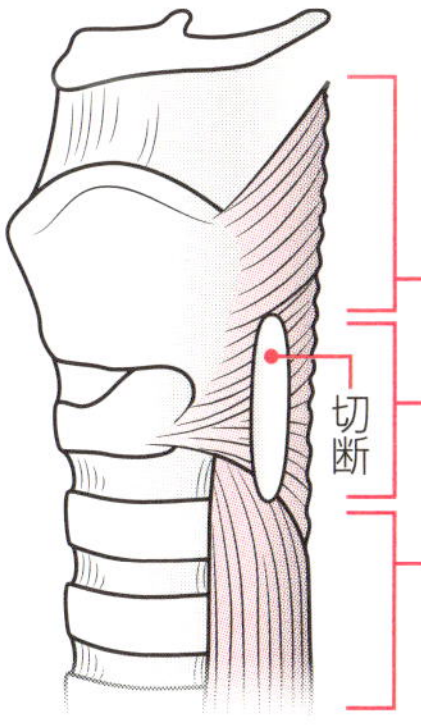
甲状咽頭筋
輪状咽頭筋
切断
食道筋
食道入り口を閉じる筋肉の働きをゆるめる

安全に飲み込めるようにする 喉頭挙上術

「ごくん」と飲み込むときには、のど仏が上のほうに引き上げられます。この状態を手術でつくりだすことで飲み込みやすくなり、誤嚥も起こりにくくなります。

呼吸がしにくくなることから、気管切開（→60ページ）を同時におこないます。

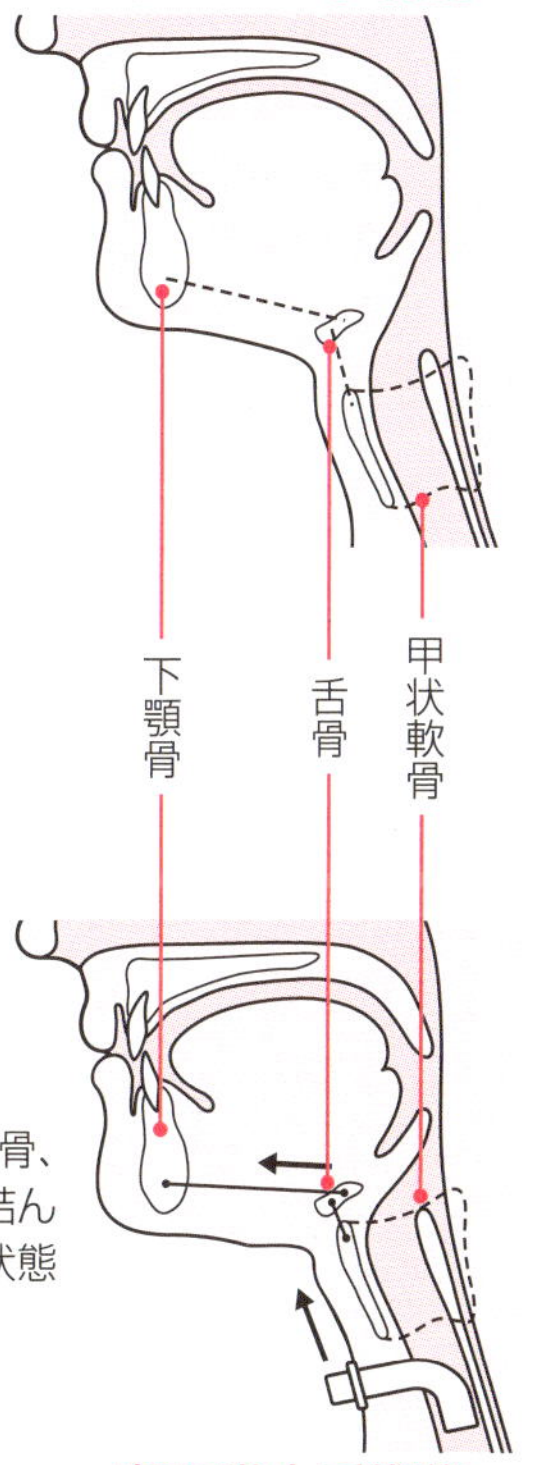
▼喉頭挙上手術前
下顎骨
舌骨
甲状軟骨
甲状軟骨と舌骨、下顎骨を糸で結んで引き上げた状態で固定する
▲喉頭挙上手術後

手術で治せる例は限られている

食物の流れを妨げている腫瘍などの障害物は、手術で取り除くことが最善の方法です。こうした手術は、障害が起きている部位に応じて耳鼻咽喉科や頭頸部外科、口腔外科などでおこなわれます。

一方、神経や筋肉の働きの低下によって生じている嚥下障害の場合、手術で治せる例は限られます。限られてはいますが、手術をすることで、口から安全に食べられるようになる例もあります。

手術するなら術後のリハビリも重要

手術すべきかどうかは、改善の見込みがあるか、手術に耐えられるだけの体力があるかなど、さまざまな要素を考慮し、総合的に判断されます。医師とよく相談しましょう。また、手術だけで劇的に改善するわけではありません。手術後は、適切なリハビリを続けることが大切です。

外科的治療

誤嚥防止の手術は声を失う

誤嚥防止手術をすれば、誤嚥性肺炎を起こす危険は大きく減ります。しかし、それと引き換えに声を失うことになるという点は、よくよく理解しておかなければなりません。

主な誤嚥防止手術の方法

誤嚥を防ぐために口と気管とのつながりを断つ手術には、複数のやり方があります。いずれの場合も、鼻や口から空気を取り込むことができなくなるため、気管に孔《あな》をあける気管切開が必要になります。

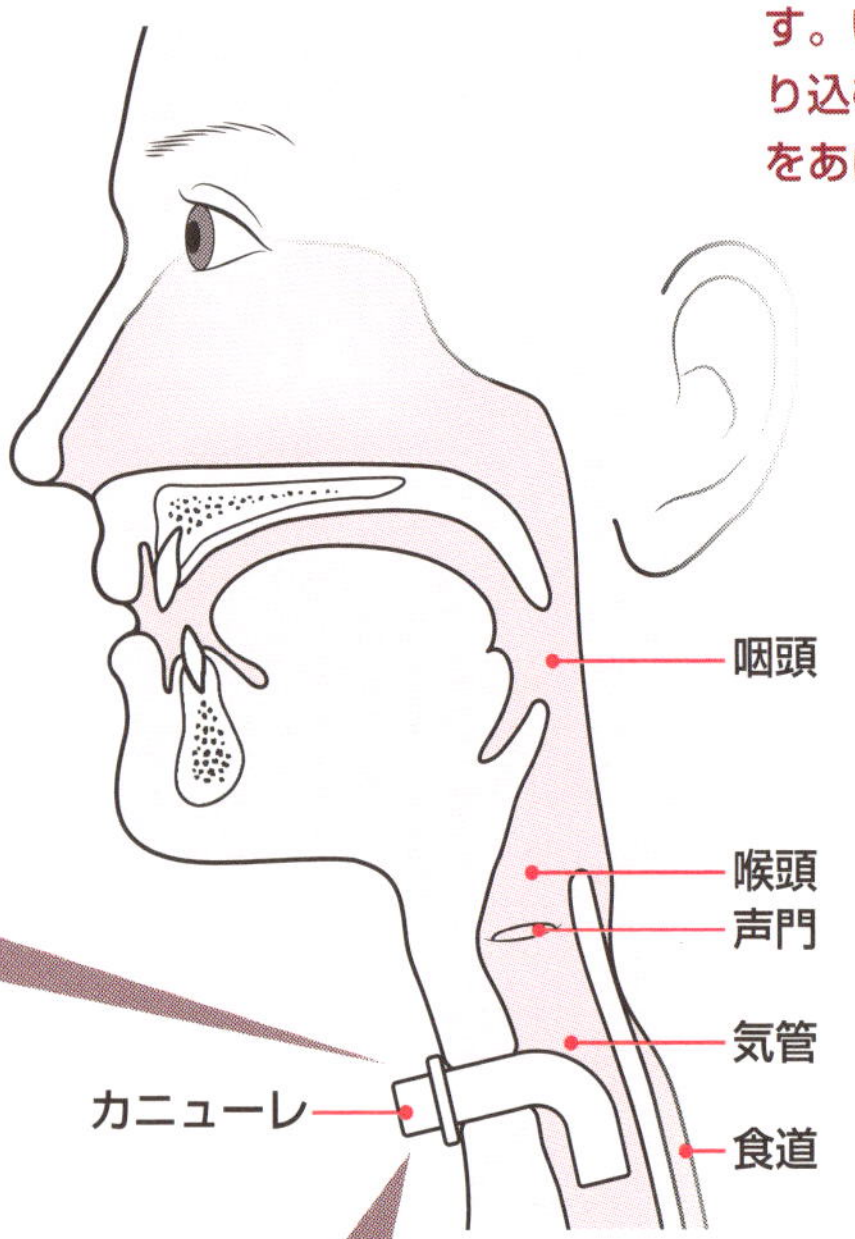

気管切開

気管に孔をあけ、首からカニューレという器具を差し込んで換気するか、首のつけ根に孔をあけ、そこに気管の出口を縫いつけて永久気管孔《きかんこう》とします。

声門閉鎖術

声門をふさぐことで、気管に唾液や食塊などが流れ込まないようにする

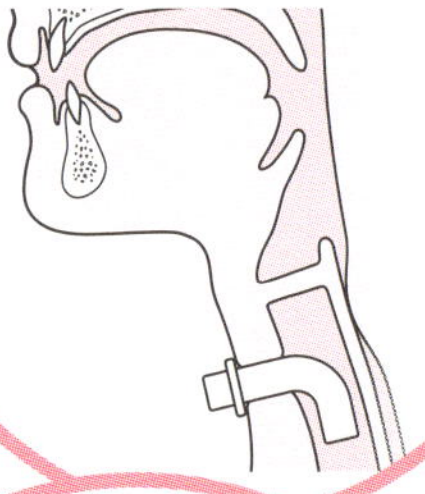

気管分離術／気管食道吻合《ふんごう》術

咽頭と気管を切り離す。切り離した気管の上の部分を食道につなげることもある（気管食道吻合術）

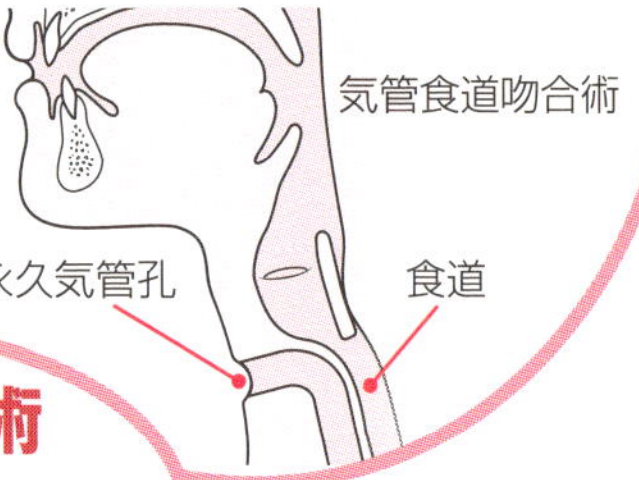

喉頭摘出術

喉頭を取り除き、気管と咽頭・食道を完全に分ける方法もある

気管切開だけで誤嚥は防げない

誤嚥防止を理由に気管切開をする例もあるようです。しかし、本来、気管切開は気道を確保、つまり呼吸をしやすく、痰を出しやすくするための医療的処置で、誤嚥防止とは無関係です。たとえカフ付きカニューレを使っても、気管切開だけで誤嚥を防ぐことはできません。

▼カフ付きカニューレの使用時

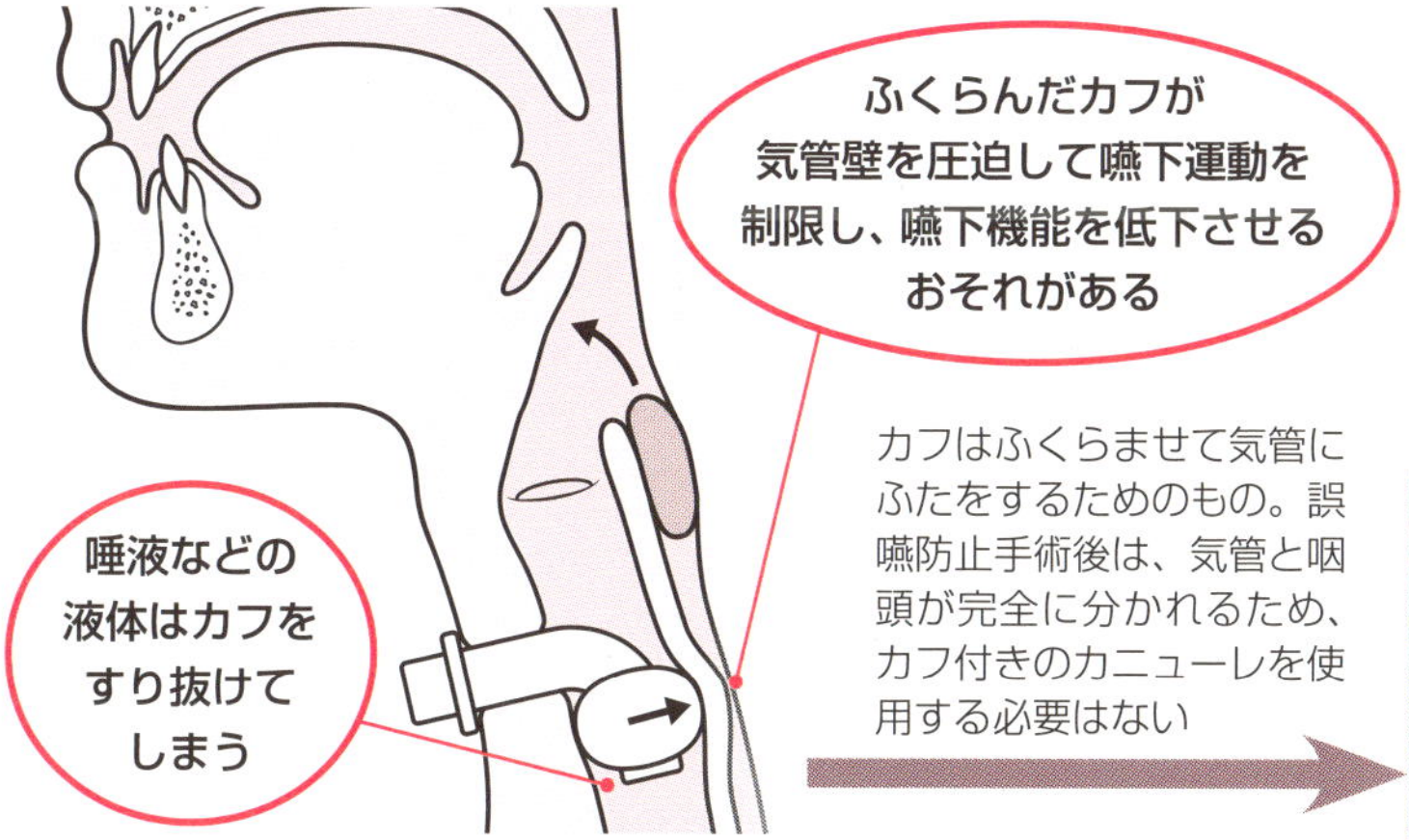
ふくらんだカフが
気管壁を圧迫して嚥下運動を
制限し、嚥下機能を低下させる
おそれがある
唾液などの
液体はカフを
すり抜けて
しまう
カフはふくらませて気管にふたをするためのもの。誤嚥防止手術後は、気管と咽頭が完全に分かれるため、カフ付きのカニューレを使用する必要はない

▼気管切開が必要になるケース

- 人工呼吸器を装着しているなど、呼吸機能がいちじるしく低下している
- 咽頭と気管を分ける手術をした
- 腫瘍などが原因で、鼻から気管までの通路が狭まったり、ふさがったりしている
- 慢性的な誤嚥があるが、自分で痰を吐き出す力がない

カニューレの選び方

カニューレにはカフ付きのもの、カフがないもの、吸うだけで吐く息は出ないようになっているものなど、いろいろあります。

誤嚥防止手術のように気管孔が唯一の換気口になる場合には、カフがなく、呼気も吸気もできるカニューレを使います。

重度の嚥下障害なら手術も選択肢のひとつ

誤嚥防止手術は、一日に何度も痰の吸引をくり返したり、誤嚥性肺炎をくり返したりしている場合に検討されます。嚥下機能の改善ははかれませんが、術後、現存の機能に応じた食事をとれることも多く、誤嚥の危険性はなくなります。たとえ食べられるようにはならなくても、吸引の回数が減り、ぐっすり眠れるなど、本人も介護者も生活の質が上がります。

一方で、声は出せなくなります。この点を本人や家族が納得できるかが、手術を受けるかどうかを判断する重要なポイントです。

吸引：吸引器に接続した管を鼻や口から入れ、痰や唾液を吸い出す処置

COLUMN

知らないうちに進む サルコペニアを防ごう

適切な運動で筋力は維持できる

　筋肉量が生理的な変化を超えていちじるしく減少した状態をサルコペニアといいます。筋肉量が減れば、当然、筋力は低下します。全身にサルコペニアが認められる人は、嚥下にかかわる筋力も低下している傾向がみられます。実際、全身のサルコペニアがあると、誤嚥性肺炎になる確率が約四倍になると報告されています。

　最大筋力の二〇～三〇％程度、力を入れる運動を続けることで、筋力の維持が可能といわれます。嚥下筋のトレーニングに加え、可能なかぎり、全身運動も続けていきましょう。

▼筋肉を減らさないために

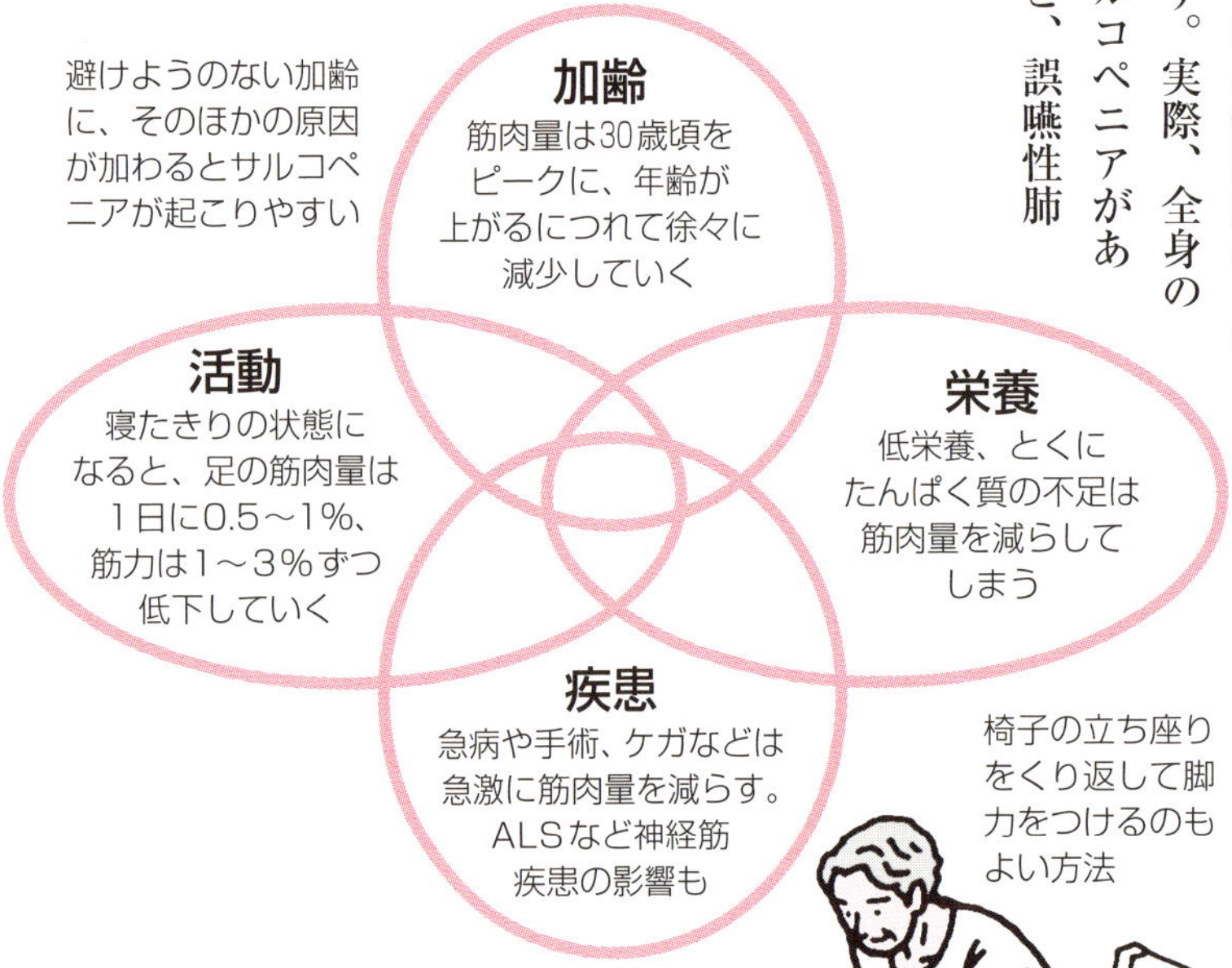
避けようのない加齢に、そのほかの原因が加わるとサルコペニアが起こりやすい
加齢
筋肉量は30歳頃をピークに、年齢が上がるにつれて徐々に減少していく
活動
寝たきりの状態になると、足の筋肉量は1日に0.5～1%、筋力は1～3%ずつ低下していく
栄養
低栄養、とくにたんぱく質の不足は筋肉量を減らしてしまう
疾患
急病や手術、ケガなどは急激に筋肉量を減らす。ALSなど神経筋疾患の影響も

- ●全身の筋力アップをはかろう
- ●病気の治療はしっかりと
- ●安静のしすぎは禁物。手術などのあとは早期に活動開始
- ●口から食べられない間は補助栄養（→５章）で栄養不足を予防

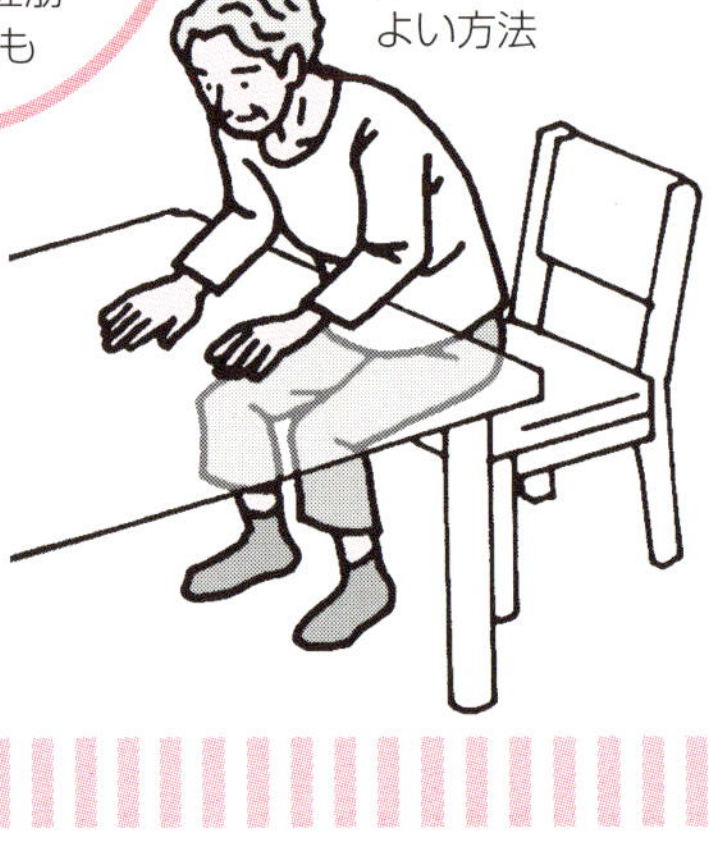

椅子の立ち座りをくり返して脚力をつけるのもよい方法

4

誤嚥を防いで安全に食べるために

口から安全に食べるためには、
なにを食べるか、どのように食べるかが重要です。
「みんなと同じものを、みんなといっしょに食べたい／
食べてもらいたい」という気持ちは大切ですが、無理は禁物。
状態に合わせた食べ方と食事内容を守りましょう。

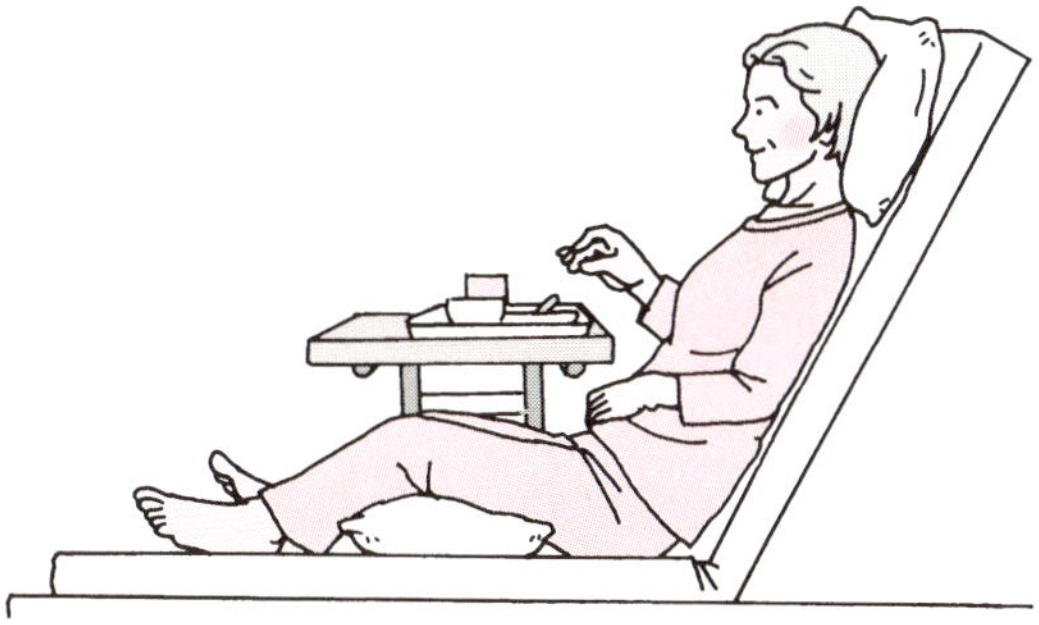

水が飲めれば摂食訓練を始められる

絶食状態になっていた人でも、基礎訓練によってある程度食べる力が回復してきたら、摂食訓練を始められます。実際に食物を口にして、安全な食べ方を身につけていきます。

食べることが機能維持、回復の訓練になる

嚥下機能がある程度保たれている、あるいは、さまざまな工夫をすれば食べられそうだと考えられる場合には、実際に食物を口にして、安全な食べ方をマスターします。これを摂食訓練といいます。

現在、経管栄養をおこなっている人でも、条件が整っていれば摂食訓練の開始が検討されます。一食だけ、あるいはおやつだけでも、口から食べることができれば、大きな喜びが得られるはずです。

なんとか口から食べられている人は、より安全な食べ方を学びましょう。安全な方法で食べ続けることが摂食訓練になり、嚥下機能の維持、回復につながります。

口から安全に食べられる条件

絶食が続いている人も、水飲みテスト（→21ページ）などで、むせずに水を飲み込めることが確認できていれば、口から食べられる可能性は十分にあります。

ただし、安全に食べられるようにするための訓練は必要です。そのためには、「飲み込める」ということ以外の条件もそろっていなければなりません。

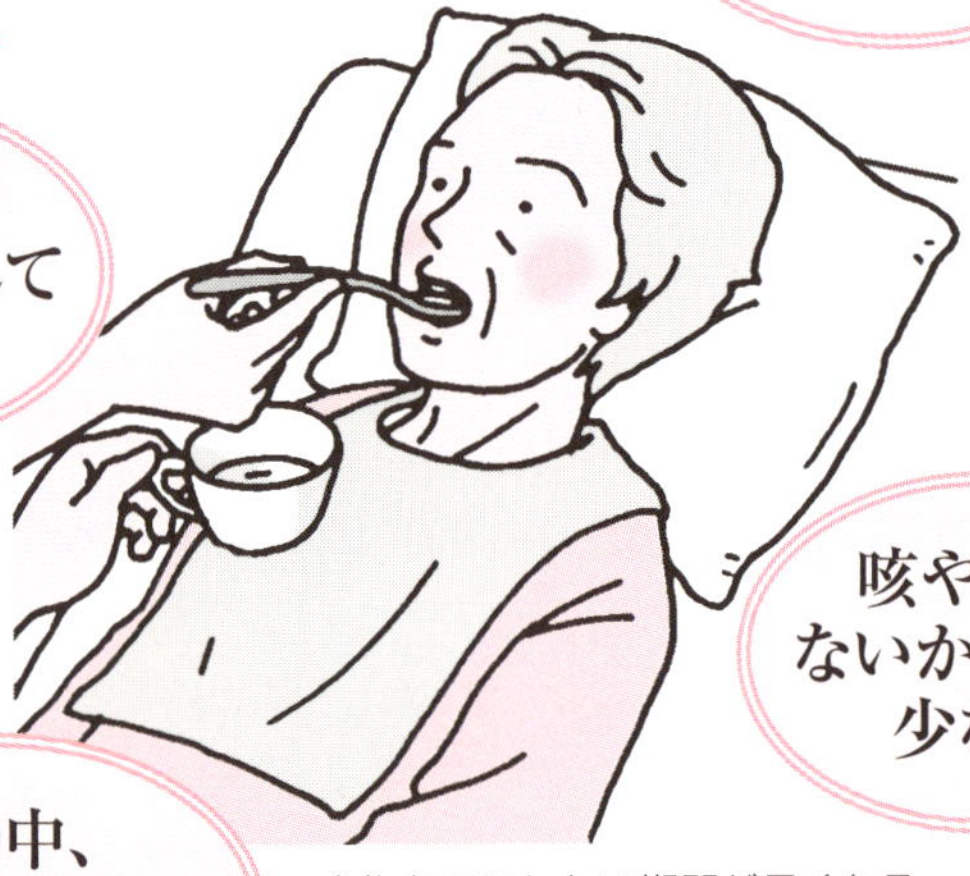
意識がはっきりしていて、日中、目を覚まして注意を払うことができる
1年以上、肺炎を起こしていない
咳や痰がないか、とても少ない
口の中、とくに舌が汚れていない

食物を口にしない期間が長くなると、嚥下機能は低下しやすくなる。条件が整いしだい、安全を確認しながら摂食訓練を始めよう

段階的摂食訓練の進め方

脳卒中などで絶食が続いたあとは、まず基礎訓練を数日間おこない、口から食べられそうだと判断されたら摂食訓練に入ります。食べるときの姿勢、飲み込み方などを工夫し、安全に食べられるようなら徐々に食物の性状、量を変化させ、普通の食事に近づけていきます。

飲み込みやすい性状の食物を嚥下食（嚥下調整食）という（→74ページ）

水の試飲

↓

開始食　お茶や果汁のゼリー

↓

嚥下食Ⅰ 1食　スープのゼリー、重湯のゼリーなど

↓

嚥下食Ⅰ 2～3食

↓

嚥下食Ⅱ 3食　ゼリー状の食品など

↓

嚥下食Ⅱ 2食＋嚥下食Ⅲ 1食

↓

嚥下食Ⅲ　ペースト状にした食品など

↓

嚥下移行食　嚥下食Ⅲに消化移行食を1品追加

↓

消化移行食　消化食から、ぱさぱさしたものなどを除外した食事

↓

消化食　やわらかく調理した食事

↓

常食　普通の食事

ひどくむせたり、全身状態の悪化がみられたりしたときには、基礎訓練だけに戻す

口から食べられる量が少ないとき

- ●補助栄養を併用する
- ●おやつでカロリーや水分を補給する
- ●可能であれば、食間に水を飲んだり、氷をなめたりして、水分を補給する

次の段階に進める目安

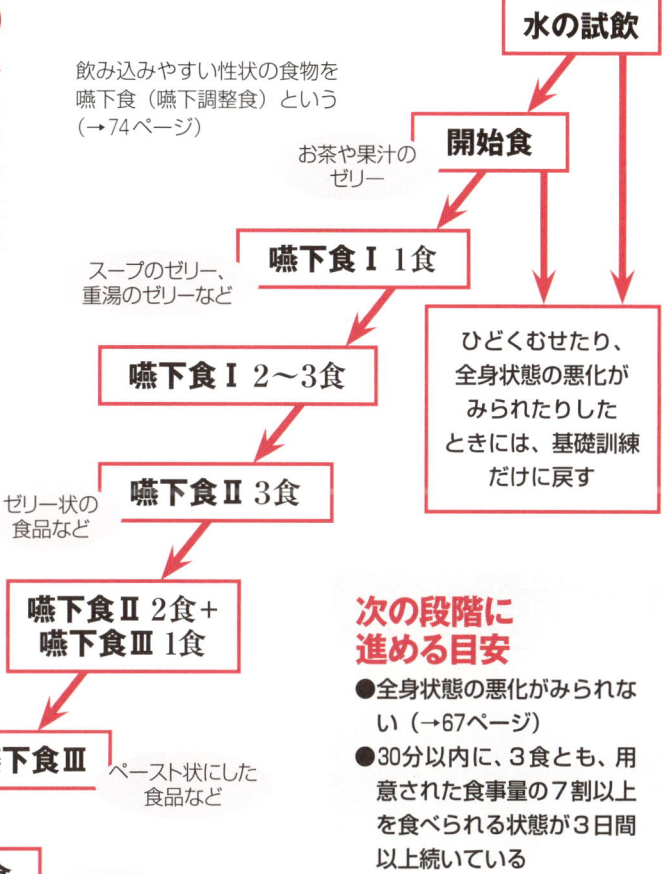

- ●全身状態の悪化がみられない（→67ページ）
- ●30分以内に、3食とも、用意された食事量の7割以上を食べられる状態が3日間以上続いている

どこから始めるか、どこまで進めるかは人それぞれ

摂食状況や障害の程度は人によって大きく異なります。慢性的、軽度の摂食嚥下障害であれば、必ずしも開始食から始める必要はありません。どのレベルまで食事内容を引き上げられるかも、人それぞれ。無理は禁物です。

毎日の習慣

食べ続けるために習慣づけが必要

嚥下障害をもちながら口から食べる生活を続けていくためには、実際に食物を口にしている時間だけでなく、食事の前後にも習慣化したいことがいろいろあります。

食事中心に生活の組み立てを

口から安全に食べられる生活を続けるためには、食事の時間を中心に、生活全体を組み立て直してみることが必要です。

食事の時間を決める

いつもだいたい決まった時間に食事をとるようにすることで、１日のリズムをつくりましょう。

手、口の中をきれいにしておく

食事を始める前には手洗い、うがいで口の中をきれいにしておきます。

環境を整える

認知機能が衰えている人などは、注意力が散漫になることも。食卓の上には余計なものは置かないなど、環境を整えましょう。

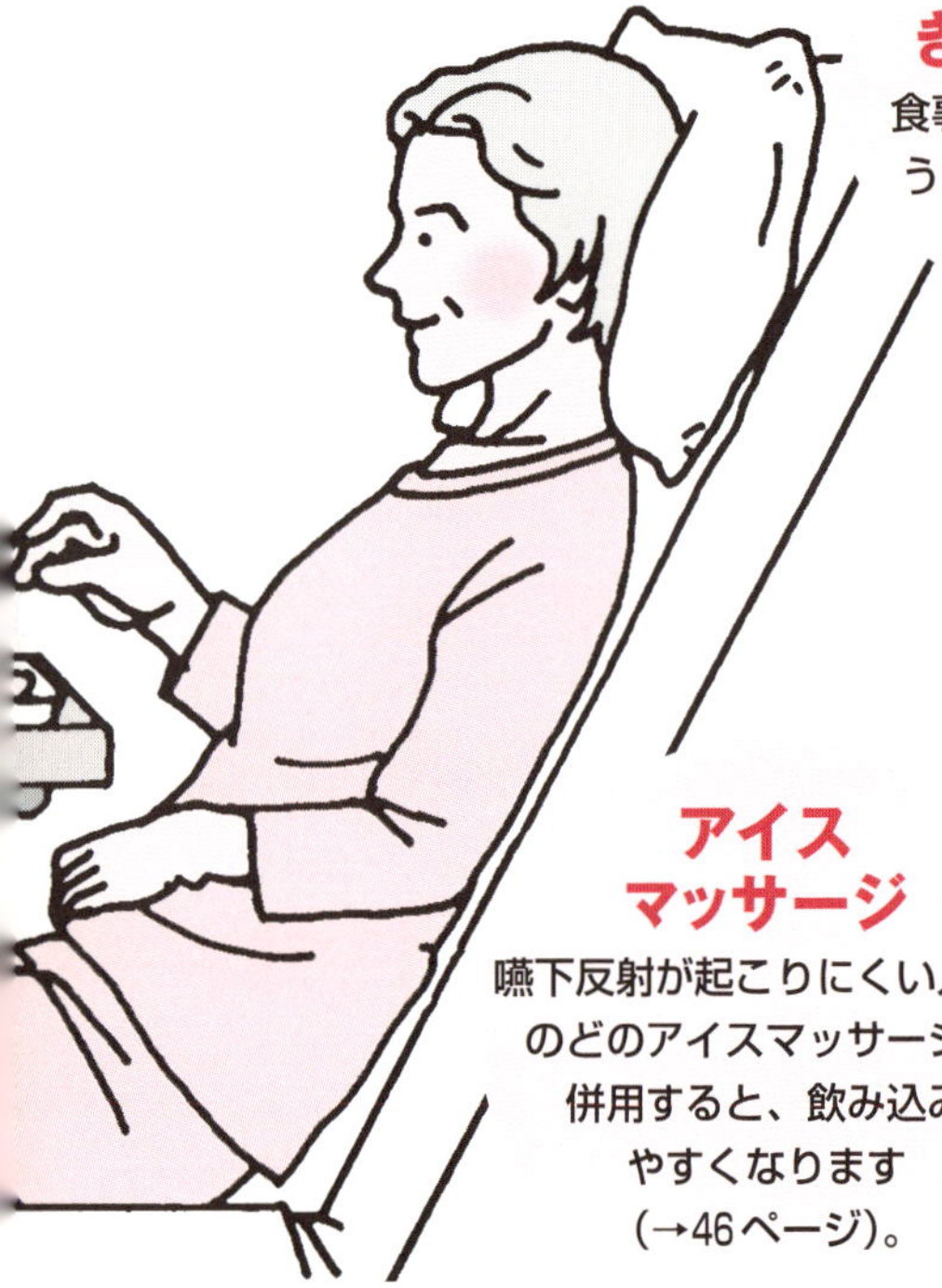

嚥下体操をする

嚥下障害の程度にかかわらず、食事前には嚥下体操をしておきましょう（→52ページ）。

＋

アイスマッサージ

嚥下反射が起こりにくい人は、のどのアイスマッサージを併用すると、飲み込みやすくなります（→46ページ）。

姿勢を整える

誤嚥しにくく、安全に食べられる姿勢をとります（→68ページ）。

嚥下障害の程度が軽くても続けていく

食物の性状に工夫は必要でも、一日三食、口から食べられているという人は、より安全に食べられる方法を考えていきます。食事前の嚥下体操、食後の口腔ケアは、嚥下障害の程度がごく軽い一般の高齢者でも、一生続けたほうがよい習慣です。

規則正しい生活を送ることは、抵抗力をつける基本です。誤嚥性肺炎などの予防にも役立ちます。

全身状態のチェックも忘れずに

嚥下障害のある人が食物を口にしている以上、誤嚥などの危険性はつねに考えておかなければなりません。本人の様子をよくみて、異常を感じたら、医師をはじめとする専門職に相談してみましょう。

- □発熱はないか
- □呼吸状態はどうか
- □気になる呼吸音はないか
- □痰の量は増えていないか
- □咳が増えていないか
- □本人が不調などを訴えていないか
- □食事に時間がかかりすぎていないか

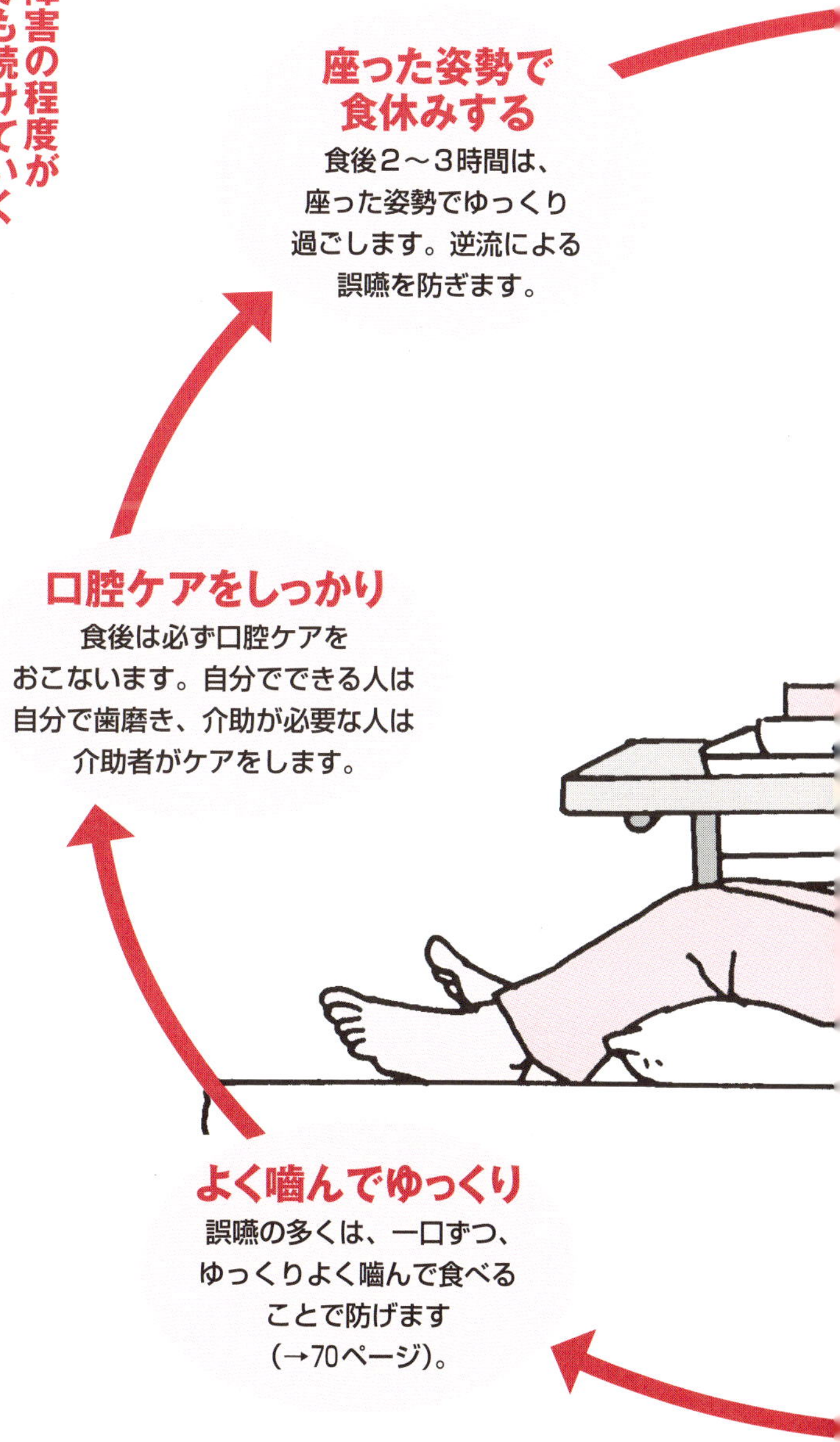
座った姿勢で食休みする
食後2～3時間は、座った姿勢でゆっくり過ごします。逆流による誤嚥を防ぎます。
口腔ケアをしっかり
食後は必ず口腔ケアをおこないます。自分でできる人は自分で歯磨き、介助が必要な人は介助者がケアをします。
よく噛んでゆっくり
誤嚥の多くは、一口ずつ、ゆっくりよく噛んで食べることで防げます（→70ページ）。

安全な食べ方

飲み込みやすく誤嚥しにくい姿勢をとる

口から安全に食べるには、食べるときの姿勢がとても大切です。嚥下障害の程度によっては、背中を大きく倒した姿勢で食べることがすすめられます。

自分で食べられる人

嚥下障害の程度が比較的軽く、自分で食物を口に運べるようであれば、食べなれた姿勢でかまいません。ただし、より安全に食べるためのポイントはおさえておくとよいでしょう。

食道の通過障害があれば背すじはまっすぐに

「食物が胸につかえる」「飲み込んだものが逆流しやすい」など、食道の通過障害がみられる場合には、上体を起こしたまっすぐな姿勢で食べます。食後も寝そべらず、上体を起こしておきましょう（→71ページ）。

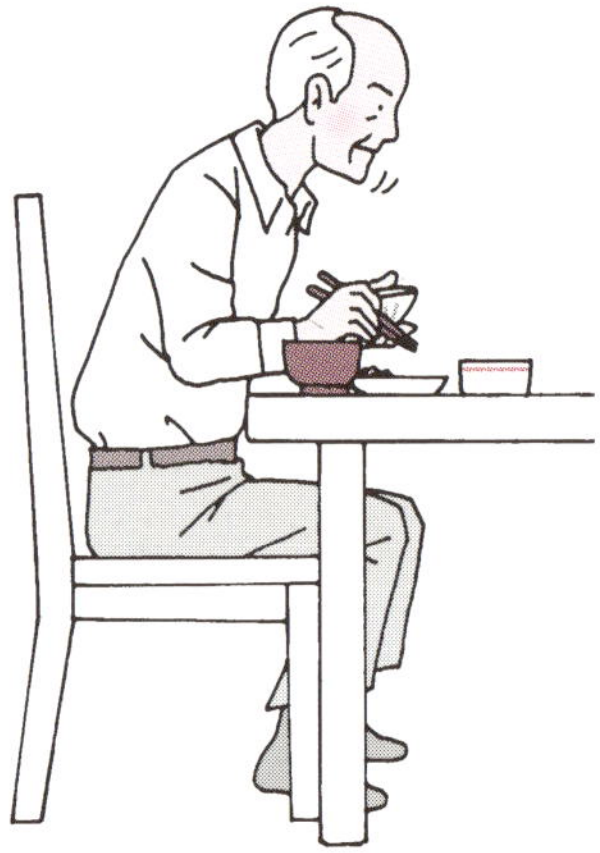

可能なら座位で

飲み込みに大きな問題がなければ、食卓で食事をとるようにしましょう。

- むせやすい人は、やや前かがみの姿勢であごを引きぎみにする
- 高すぎないテーブルで、かかとがしっかり床につくくらいの高さの椅子に座ると、姿勢が安定しやすい

角度をつけると食べやすい

座った姿勢を保ちにくい場合には、ベッドの背を上げ、やや傾斜をつけた姿勢で食べるのでもよいでしょう。45度以上の傾斜なら、マヒなどがないかぎり自分で食べられます。

- 頭の後ろに枕やクッションを置き、首がやや前に曲がるようにしておくと誤嚥しにくい

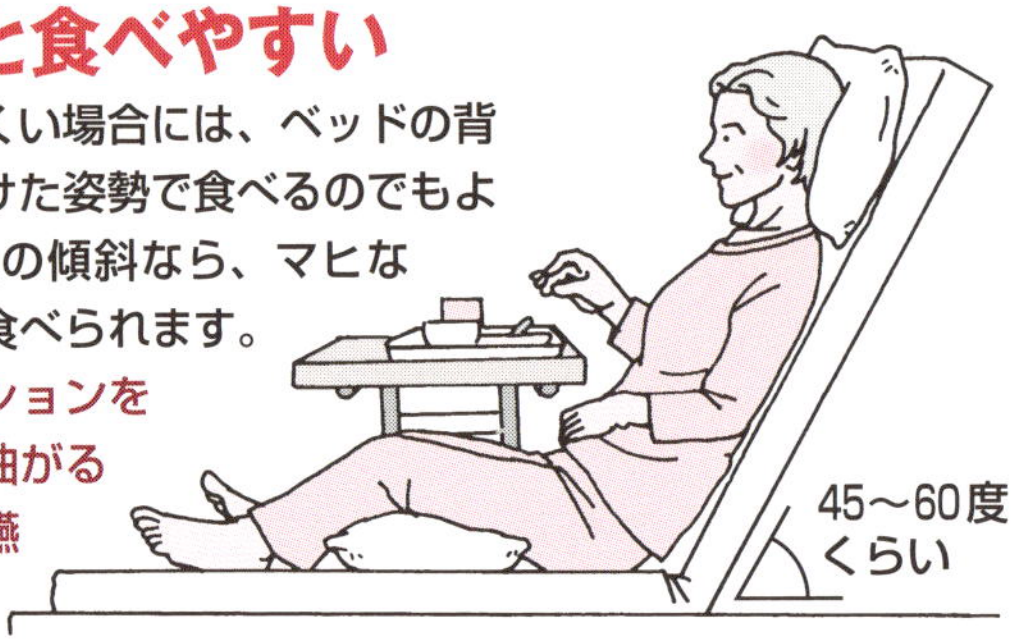

障害が重ければギャッチベッドが便利

嚥下障害の程度が重ければ重いほど、安全に食べるには、食物を口にするときの姿勢が重要になります。

上体を大きく倒した姿勢で食べたほうがよい場合には、ギャッチ

ベッドがあると便利です。在宅の場合、介護保険を使ってレンタルすることが可能なこともあります。ケアマネジャーに相談してみましょう。手が不自由でも扱いやすい食器などもあります。あわせて相談するとよいでしょう。

介助が必要な人

食物の取り込みや送り込みなどに比較的重い障害がある人、むせがひどい人などは、上体を大きく倒し首を曲げた姿勢がおすすめです。ただし、自分で食器を扱って食べるのはむずかしく、介助が必要です。

30度傾斜がよい人も

脳卒中急性期で介助が必要、長期間の安静後に食事を再開する、体幹が安定しない、口からこぼれやすい、口にため込んでしまうなどという人に向く姿勢です。食物の取り込み、送り込みがしやすいうえ誤嚥しにくくなります。

- **30度の角度まで、ベッドの背を倒す**
- **頭の後ろに枕を置き、首を軽く前に曲げる**
- **半身のマヒがある場合、マヒのある側の肩に枕を入れ、マヒのない側に体を傾ける**
- **食事の介助はマヒのない側からおこなう**

▼首の前屈が必要な理由

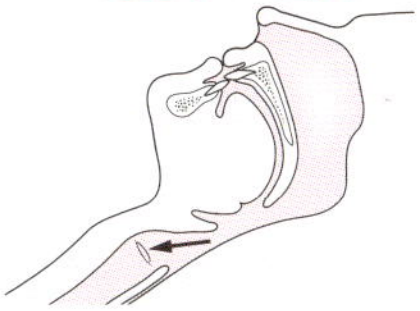

上体を倒すだけだと、咽頭と気管がまっすぐになり、食塊が気管に入り込みやすい

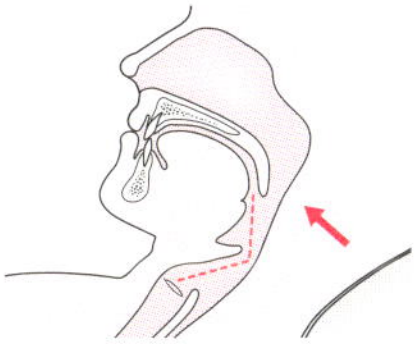

首を前屈させることにより、咽頭から気管への通路に角度がつき、誤嚥しにくくなる

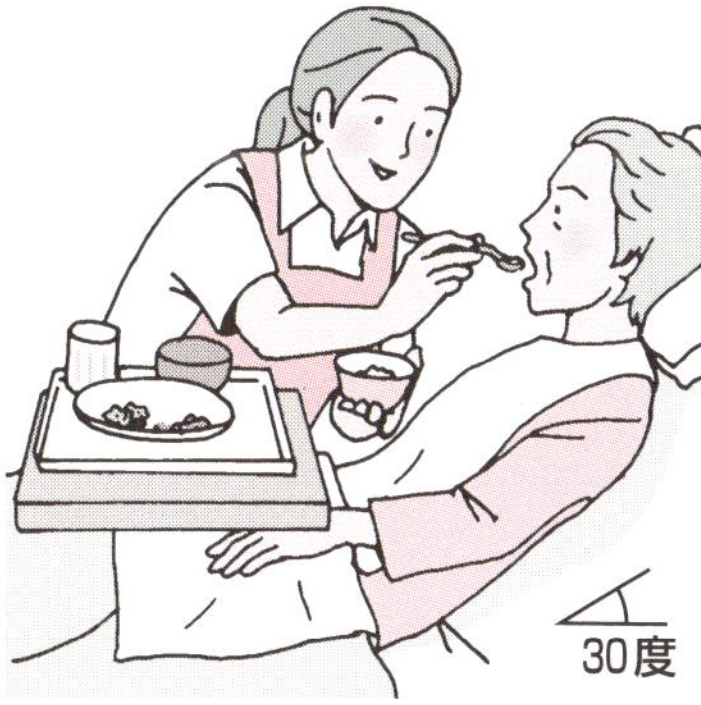

あごの先が胸につくほど前屈させると、かえって飲み込みにくくなる。指３本分程度は開けるようにする

半身のマヒが強ければ一側嚥下

球マヒ（→40ページ）があり、のどの片側の動きがとくに悪い場合には、横向きに寝て首を曲げた姿勢で食べてもらうと、飲み込みやすくなることがあります。

- **ベッドの背を30〜45度に傾け、マヒのない側を下にして横向きに寝かせる**
- **首だけ、反対側に軽くひねるようにした状態で、食物を口に入れ、飲み込んでもらう**

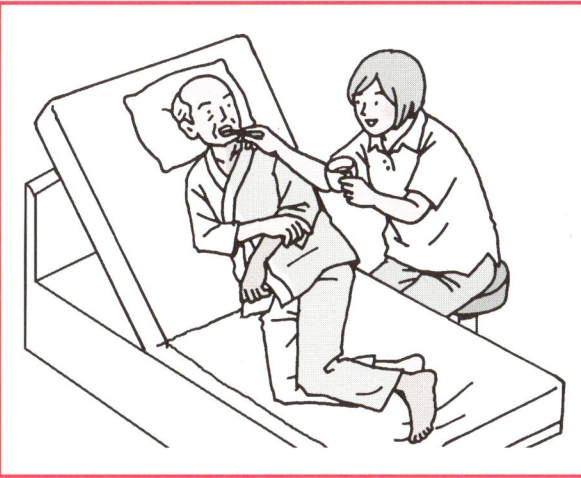

食物は重力でマヒのない側に集まるので、嚥下しやすくなる。首を軽くひねることで、食道の入り口の通過がよくなる効果もある

安全な食べ方

よく噛んでごくん。ゆっくり一口ずつ

誤嚥の多くは、急いで食べなければ防ぐことができます。一口の量が多すぎたり、次から次へと食物を詰め込んだりする食べ方は、誤嚥の危険性を高めてしまいます。

誤嚥の危険性を減らす食べ方

嚥下機能が低下していると、食塊がのどの奥にたまりがち。残留量が増えると誤嚥が生じやすくなります。だからこそ、食べ方に注意が必要です。

一度に口に入れる量は少なめにする

口に入れる量が多すぎると誤嚥の原因になります。嚥下障害がある場合、大きなスプーンを使うのは避けましょう。

「ごくん」をしてから次の一口へ

口に入れたものが口腔や咽頭、食道のどこかにたまった状態のまま、次々に飲み込むのはたいへん危険です。初めの一口が咽頭、食道を通過し、おなかにおさまったのを確認してから、次の一口を入れるようにしてください。

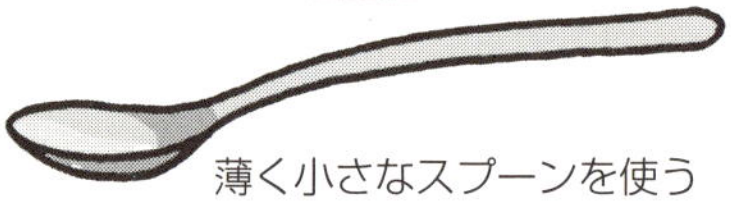

薄く小さなスプーンを使うとよい。小さくても深さがあるもの、幅が広いものは食べにくい

急いで食べるのがいちばん危ない

むせやすい人は、次々に食物を口に入れてしまう傾向があります。急いで食べると、飲み込めずに残った食塊が気道に入り込み、誤嚥や窒息を起こす危険性が高まります。

一口ずつ、ゆっくり時間をかけて食べるようにしましょう。

のどの奥の残留物をとる方法

嚥下運動の弱さを補うために、さまざまな方法で「ごくん」をくり返しましょう。

空嚥下

一口食べたら、なにも口にせずにもう一度「ごくん」。必要に応じて、2〜4回くり返します。

交互嚥下

一口食べたら、ごく少量の水（1〜2ml：小さじ３分の1以下）やゼリーなどを口に入れて飲み込むことをくり返します。

食物 ⇄ 少量の水やゼリー

食べ終わったら口をきれいに

口の中に食物を残さないように、口腔ケアをしておきましょう。

座った姿勢でゆっくり休む

食後に眠くなるのは自然なこと。消化活動が活発化しているサインです。しかし、食後すぐに横になると逆流による誤嚥が起きやすくなります。食べて2時間は横にならないで休むようにしましょう。座った状態なら、眠ってしまってもかまいません。

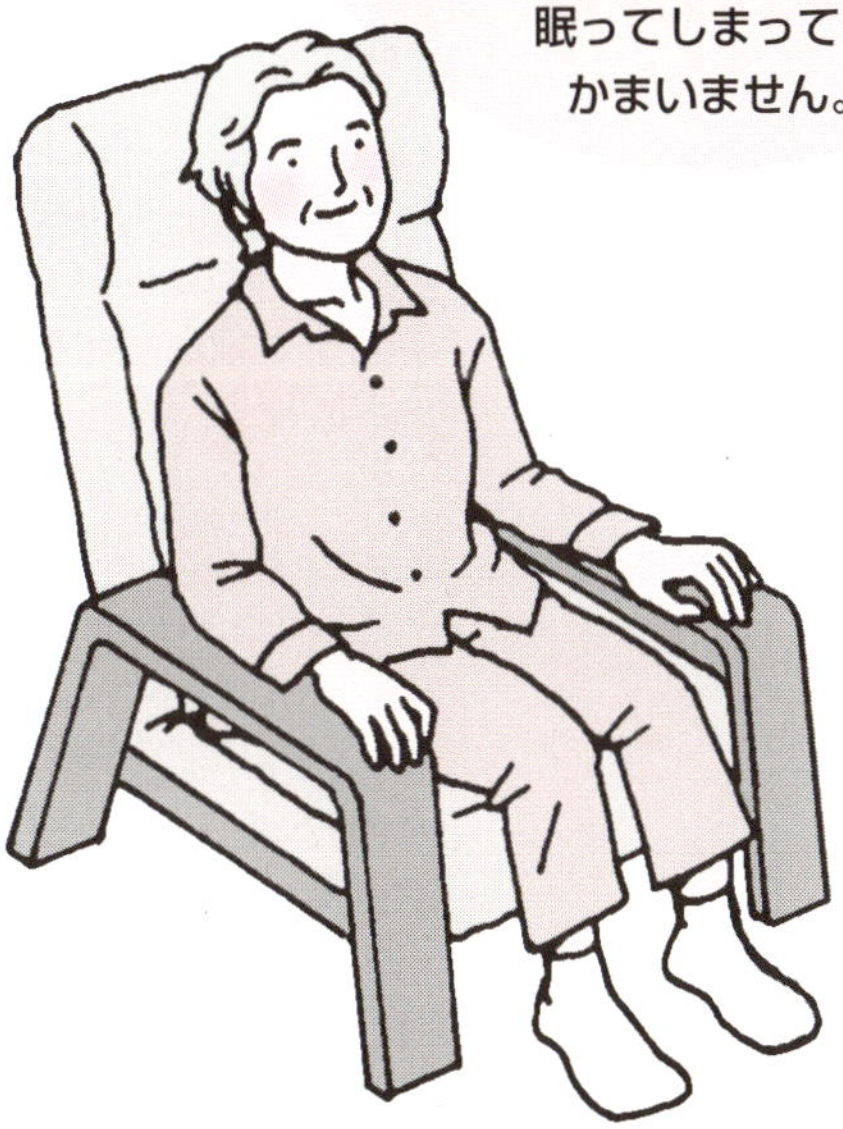

食道の通過障害があればガム噛み&散歩も有効

食道の通過障害があると、逆流が起きやすくなります。そのような場合には、食後にガムを噛むのもよい方法です。ガムを噛んでいると唾液が出てきます。それを嚥下すると食道の逆流が防止されます。

可能なら30分程度、散歩に出るのもおすすめです。食道の動きが促進されます。

横向き嚥下

食道の入り口の両側のくぼみ（梨状《りじょう》窩《か》)にたまった食塊をきれいにします。

右下を向いてごくん

左側も同様に、やや下を向いてごくん

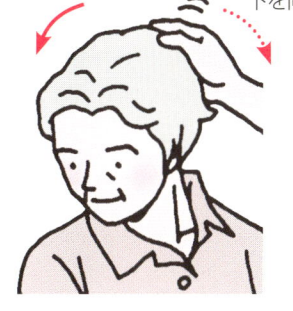

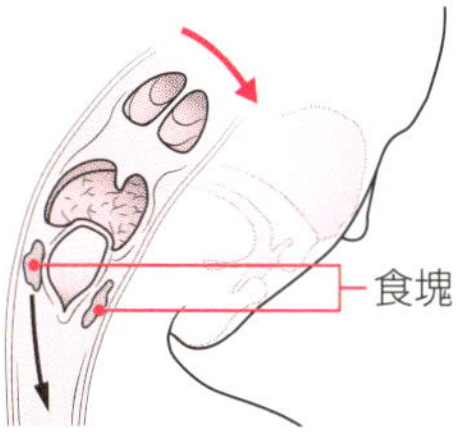

首を傾けると、くぼみにたまった食塊が下に落ちやすくなる

うなずき嚥下

奥舌と喉頭蓋の間のくぼみ（喉頭蓋《こうとうがい》谷《こく》)にたまった食塊をきれいにします。

首を前屈させて空嚥下してもらう

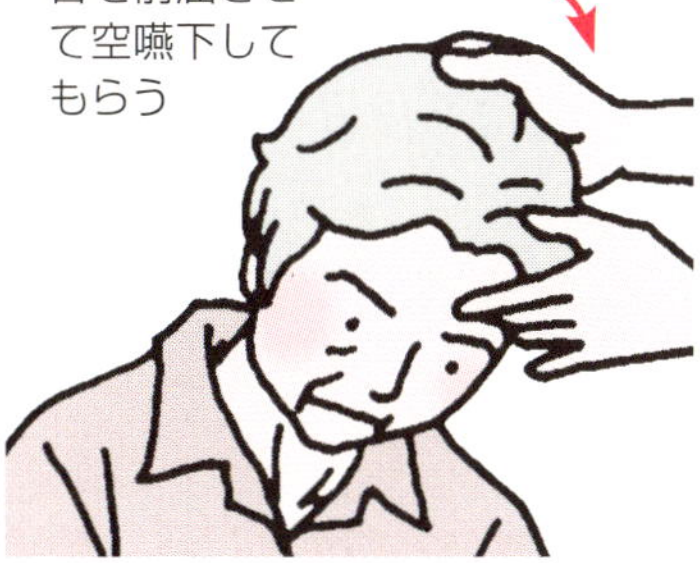

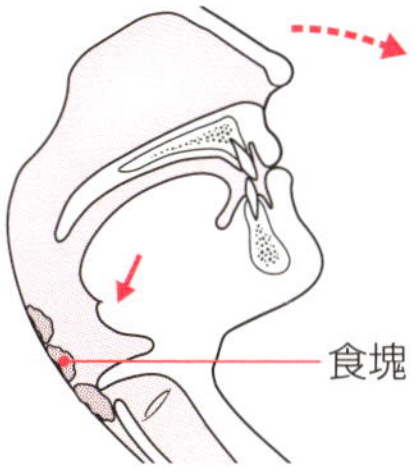

誤嚥せずに飲み込みやすくなる

緊急時の対応

むせたり、窒息したりしたときは

姿勢や食べ方に注意していても、食物を口にする以上、誤嚥や窒息の危険性はつきものです。周囲の人は、むせたときや窒息したときの対応法を覚えておきましょう。

むせて咳き込んでもあわてない

むせるのは気管に入り込みそうな異物を排除するために起こる自然な生体防御反応です。苦しくても、咳が出ていればむしろ安心です。落ち着いて対処しましょう。

むせているときに水を飲ませるのはダメ!!

むせていないときには水を飲んで嚥下を促すのはよい方法ですが、むせているときは厳禁。水とともに残留物があふれ、気管に入り込むおそれが強くなります。

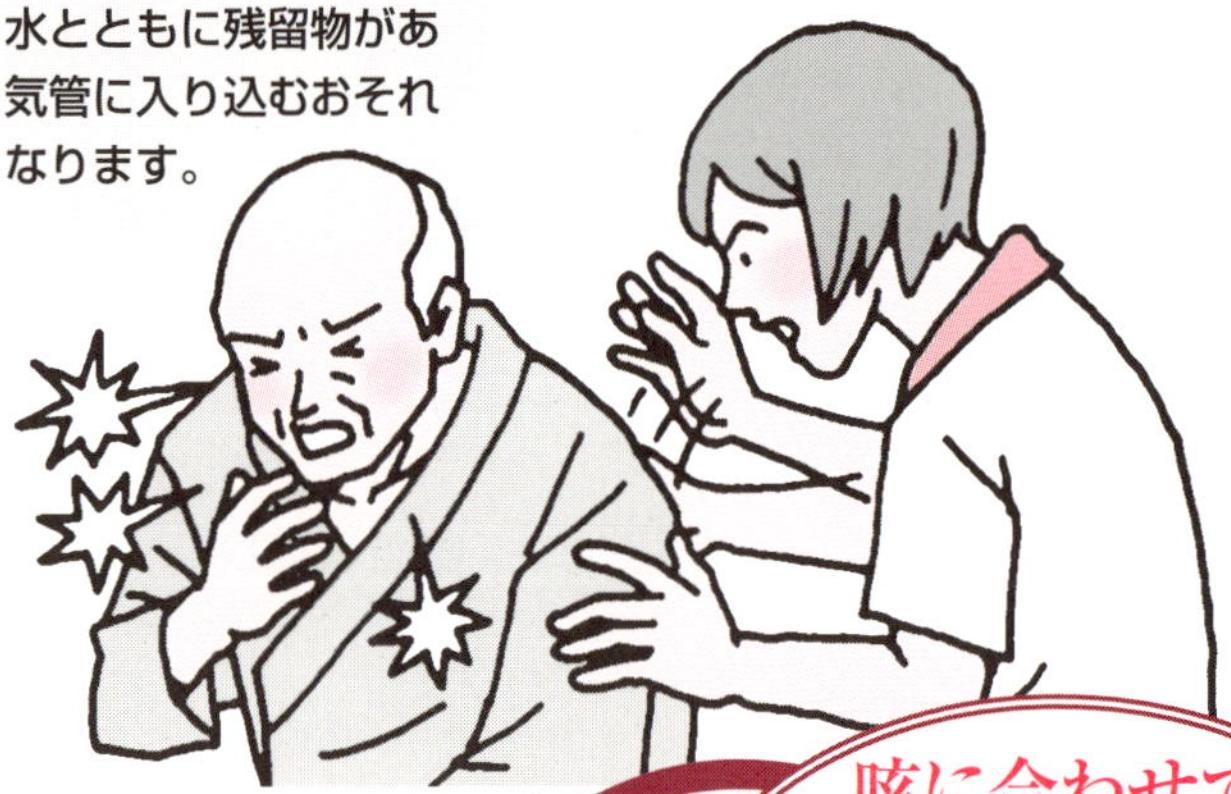

咳に合わせて背中を軽く叩く

自分の咳で異物を吐き出すのが、いちばん安全な方法。背中を軽く叩いたり、さすったりして排出を促します。

落ち着いたら深呼吸

少し落ち着いたら、息を強く吐くハッフィング（→50ページ）をするのも、異物の排出に有効です。

窒息に至る前に気づくことが大切

窒息事故で命を落とす人は、年間一万人近くにのぼります。そのうちの八割以上が六五歳以上の高齢者。嚥下機能の低下が事故の発生に大きく影響しています。

危険を避けるには、まずは予防に努めます。もちやパンなどの食品は、一口量に小さくちぎっても窒息をまねきやすいので注意しましょう。意識がはっきりしているときに、食べやすいものを少しずつ食べることが大切です。

食べている途中で異変に気づいたら、すぐに食事を中断してください。それでも窒息が起きてしまったら、周囲の素早い対応が欠かせません。

窒息のようなら素早く対応

気道がふさがれると咳が出なくなってしまいます。窒息は命にかかわる緊急事態。窒息のサインがみられたら、まわりの人の迅速な対応が必要です。

▼窒息の兆候

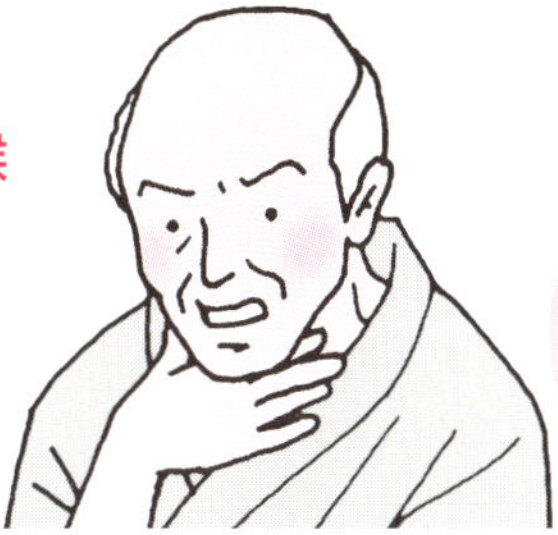

指でのどをギュッとつかむしぐさは、万国共通の窒息サインだが、このしぐさが出ないからといって油断できない

- 咳が出ない
- 苦しそうな状態のまま、咳が弱くなってきた
- 食事中に急に動作が止まった
- 顔の表情がけわしくなる
- 問いかけても返事がない
- のどがゴロゴロなる

▼窒息時の救助法

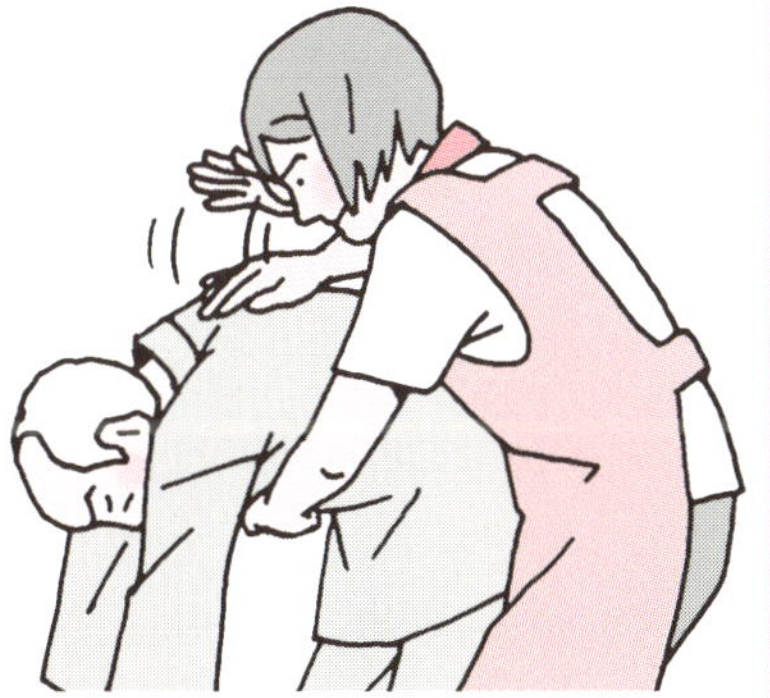

背中を叩く

片方の手のひらで胸を支え、もう一方の手のひらの根元で肩甲骨の間を4～5回、強く素早く叩いたあと、口に手を入れかき出します。

おなかを突き上げるように圧迫する（ハイムリッヒ法）

背後にまわり、わきの下から両手を差し入れて抱きかかえます。みぞおちのやや下に握り拳を当て、おなかを突き上げるように4～5回、圧迫したあと、口に手を入れかき出します。

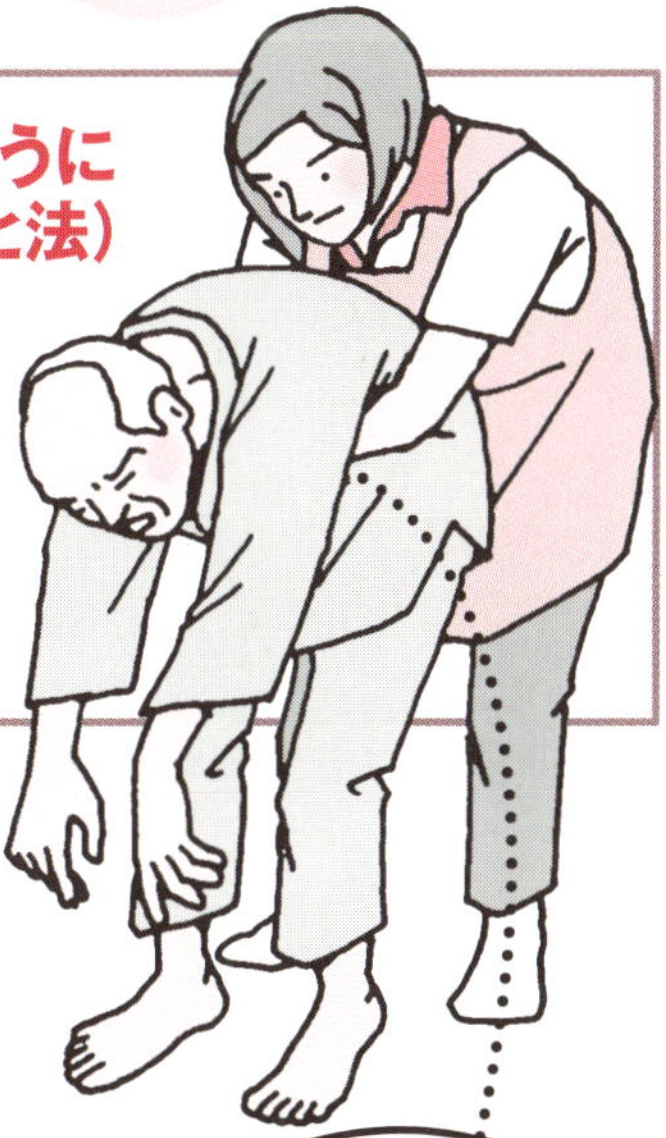

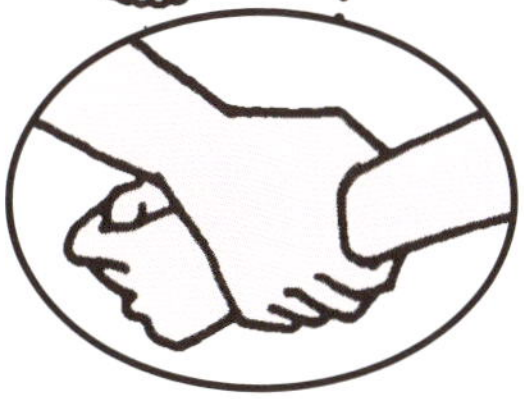

一方の手の握り拳の上に、他方の手をのせるようにする

これらの方法でダメならすぐに救急車を呼ぶ!

吸引器を用意しておこう

上記の方法でも排出されないときは、管を口の中に入れ、詰まったものを吸い出す方法をとります。これを吸引といいます。

吸引のための器具には、

- ●手動式のもの
- ●足踏み式のもの
- ●掃除機に装着するもの

など、さまざまなタイプがありますが、いざというときに使えなければ意味がありません。

いずれのものも用意するだけでなく、日頃から、使い方を覚えておくようにしましょう。

なにを食べるか

飲み込みやすい「嚥下食」にはレベルがある

嚥下障害のある人に用意したい嚥下食に必要なのは、「やわらかさ」「噛みやすさ」だけではありません。「飲み込みやすさ」を備えているかがポイントです。

やわらかさだけでなくまとまりやすさも重要

嚥下食にはさまざまなレベルがありますが、そのまま飲み込めるもの、舌で押しつぶす程度のことは必要なものも、のどの奥をまとまって通過していきやすいという共通点があります。たんに「やわらかければなんでもよい」というわけではなく、「まとまった食塊にしやすい」ということが大事なのです。

嚥下障害がある場合、訓練を重ねても必ずしも普通の食事ができるようになるわけではありません。障害の程度によっては、飲み込みやすさに配慮した嚥下食を毎日の食事としたほうがよいこともあります。

食物の性状による違い

嚥下障害がある人が口から安全に食べるには、食物の性状にも注意が必要です。

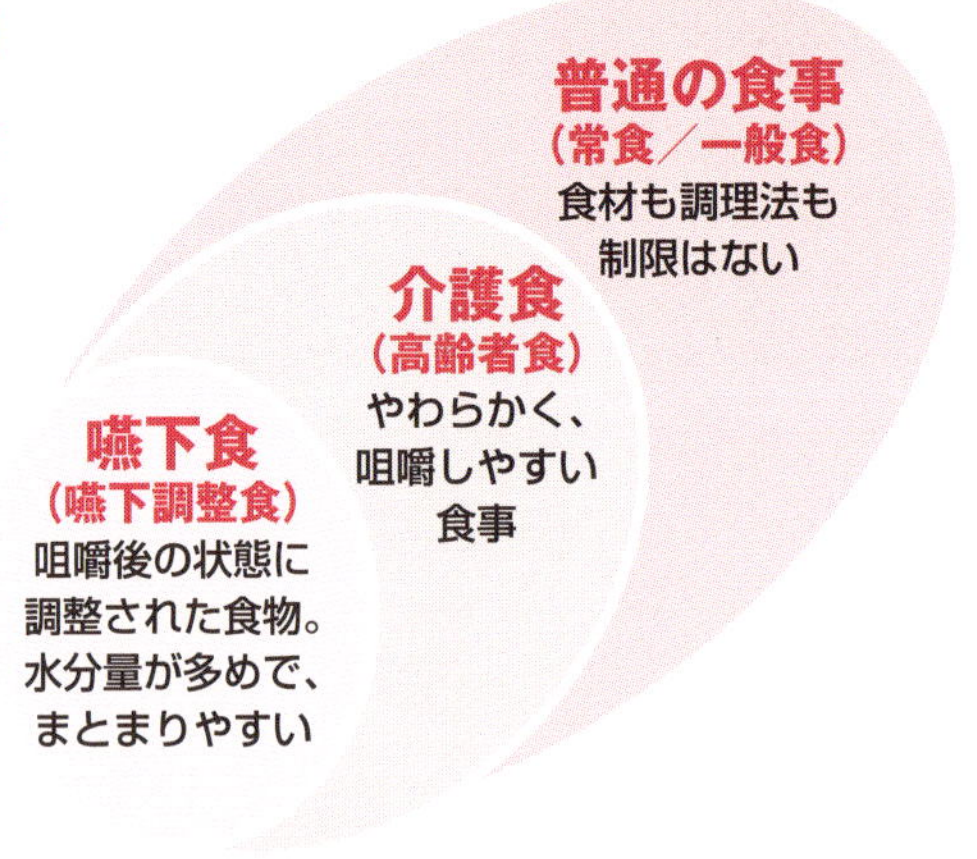
普通の食事
（常食／一般食）
食材も調理法も制限はない
介護食
（高齢者食）
やわらかく、咀嚼しやすい食事
嚥下食
（嚥下調整食）
咀嚼後の状態に調整された食物。水分量が多めで、まとまりやすい

▼嚥下調整食学会分類2013

食物の形態・性状から大きく5段階に分類。コード番号は0から4まで。どんな食事内容が適当か、本人にかかわる人が共通認識をもつために用いられる

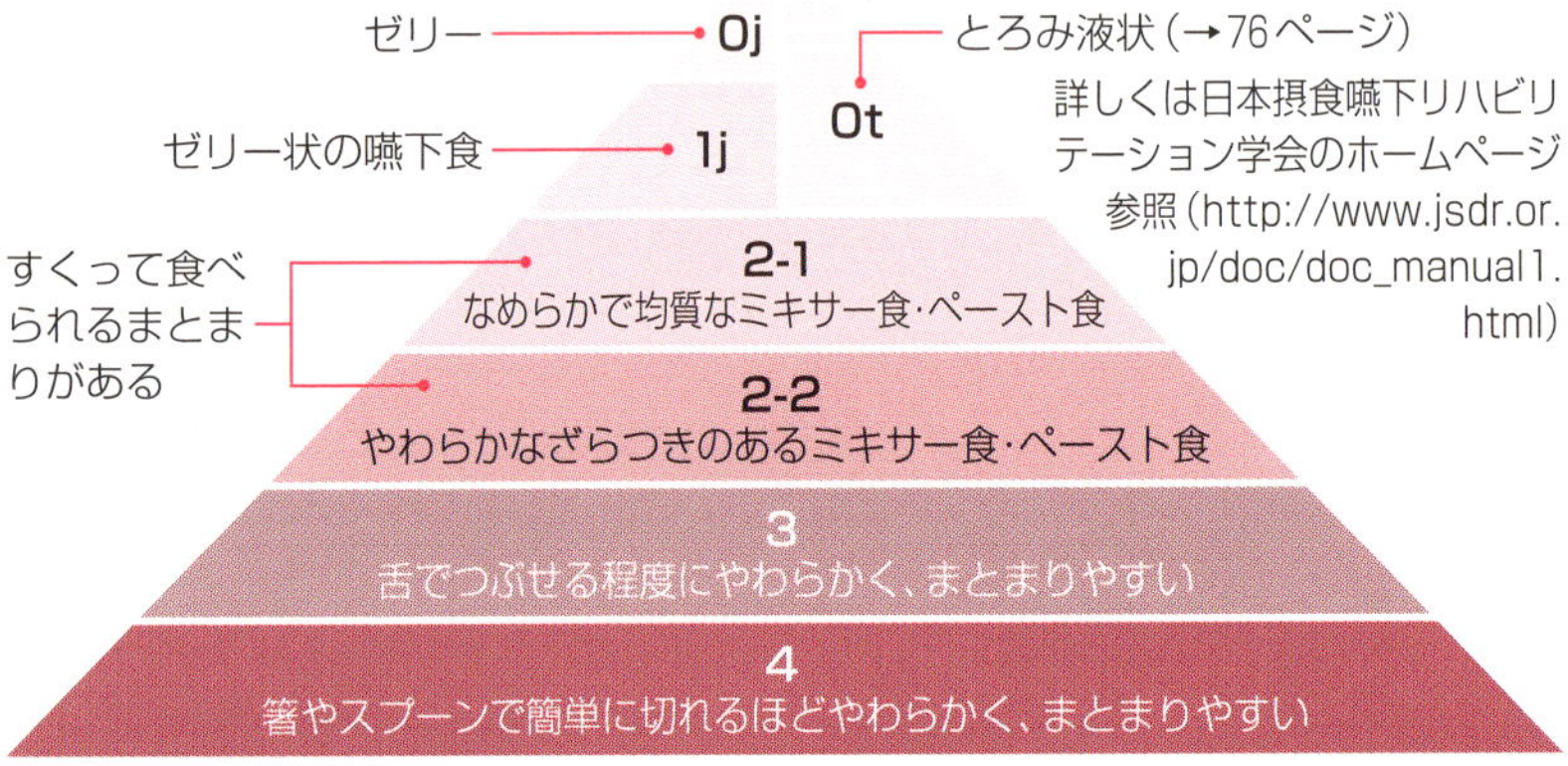
ゼリー
0j
とろみ液状（→76ページ）
0t
ゼリー状の嚥下食
1j
すくって食べられるまとまりがある
2-1
なめらかで均質なミキサー食・ペースト食
2-2
やわらかなざらつきのあるミキサー食・ペースト食
3
舌でつぶせる程度にやわらかく、まとまりやすい
4
箸やスプーンで簡単に切れるほどやわらかく、まとまりやすい
詳しくは日本摂食嚥下リハビリテーション学会のホームページ参照（http://www.jsdr.or.jp/doc/doc_manual1.html）

嚥下食のレベルと具体例

嚥下障害の程度によって、安全に食べられる食物の性状には違いがあります。摂食訓練では、やわらかさや、まとまりやすさを段階的に調整した嚥下食を用いて、徐々に食べられるものの幅を広げていきます。

コード3（学会分類2013）にあたるのは、嚥下食Ⅲに消化移行食を1品追加した嚥下移行食

	開始食（コード0）	嚥下食Ⅰ（コード1j）	嚥下食Ⅱ（コード1j）	嚥下食Ⅲ（コード2-1,2-2）	消化移行食（コード4）
主食		重湯ゼリー →	→	重湯	
				全粥 →	→
				パン粥	パン
				くず湯	
				そうめん寄せ	そうめん
					うどん
					そば
主菜			豚肉のテリーヌ →	→	→
				レバーペースト	レバーみそ煮
		ネギトロ（ネギなし）→	→	→	ハンバーグ
			鮭ゼリー寄せ	鮭ペースト	まぐろ刺身
			白身魚ゼリー寄せ	白身魚ペースト	煮魚／蒸し魚あんかけ
			海老ムース →	→	→
			いわしムース →	→	いわしつみれ
		全卵蒸し →	→	→	卵豆腐
			かき卵スープゼリー	かき卵スープ →	→
			温泉卵 →	→	→
				スクランブルエッグ →	→
				オムレツ →	→
				ポーチドエッグ（落とし卵）	半熟卵
副菜		絹ごし豆腐 →	→	→	豆腐
		豆腐スープ	豆腐スープゼリー		
			大豆ミキサーゼリー	大豆ペースト	ひきわり納豆
		人参ジュースゼリー →	→	人参とライスのピューレ	厚揚げ煮
			ほうれん草ゼリー	ほうれん草ピューレ	青菜の煮びたし
			かぼちゃゼリー	かぼちゃピューレ	かぼちゃの煮つけ
			かぼちゃプリン		
			ポテトゼリー	ポテトピューレ	ポテト煮つけ
			大根のゼリー		大根の煮物
				トマトピューレ	トマトサラダ
					白菜おかか煮
				麩の煮つけ	冬瓜の煮つけ
				とろろ汁	
その他※	果汁のゼリー →	→	→		
				桃やりんごのコンポート（甘煮）→	→
				バナナ →	→

※おやつ、デザート、飲みものについては84ページ参照

『口から食べる——嚥下障害Q&A』P298より抜粋

おすすめ食品

基本は「ぷるん」「つるん」のゼラチンタイプ

嚥下食として最適なのはゼラチンなどでまとめた食事です。のどの奥に食べかすが残りにくく、つるんと通過していきます。絶食状態からの摂食訓練にも用いられます。

飲み込みやすい食品の4条件

嚥下障害がある人が食べやすい、飲み込みやすい食品には共通した４つの性質があります。「飲み込みやすさ」の４条件ともいえます。

密度が均一

ばらばらになりにくい

べたつかない

変形しやすい

ゼラチンで固めたものは理想的な嚥下食

ゼラチンで固めると、なんでも食べやすくなります。

食材に水分を加えてミキサーにかけ、温めてからゼラチンを加えて冷やし固めれば、ゼリー寄せのできあがりです。

液体でむせやすい人は、ゼリーにしたり、とろみ剤でとろみをつけるとよいでしょう。

条件を満たすために……

ゼラチン（ゲル化剤）やとろみ剤（増粘剤）でまとめる

とろみ剤は飲みものに溶かして使う

液体にとろみをつけるために便利なのが、とろみ剤といわれるパウダー状の増粘剤です。ジュースやお茶だけでなく、みそ汁などにも使えます。

嚥下調整食学会分類 2013 では、とろみの性状を３段階に分類。スプーンを傾けたとき、すっと流れ落ちるくらいなら段階１（薄いとろみ）、とろとろと流れるくらいなら段階２（中間のとろみ）、流れにくいものを段階３（濃いとろみ）としています。どの程度のとろみが適切か、専門職に確認しておけば安心です。

▼主な市販品

直前に入れて溶かし、数分置いてから。味のくせ、溶けやすい温度や使用量などが製品ごとに異なるので好みのものを使う

トロミクリア®／トロミスマイル®（ヘルシーフード）	スルーソフト®リキッド／新スルーキング®（キッセイ薬品工業）	トロミーナ®（ウェルハーモニーWH）
ソフティア®（ニュートリー）	ネオハイトロミール®（フードケア）	つるりんご®（クリニコ）

飲み込みやすい食品の例

嚙まなくても食べやすい、舌で押しつぶしてもばらばらにならずにまとまりやすい、嚥下食の代表的な例です。

- ゼリー
- プリン
- ヨーグルト
- 卵豆腐
- 刺身のたたき

ゼリーのすくい方

いくらゼリーが食べやすいといっても、山もりにしたり、崩してしまったりすると、飲み込みにくくなってしまいます。嚥下障害の程度が重い人や、摂食訓練の開始食として用いる場合は、薄いスライス状にして、少しずつ口に入れるようにします。

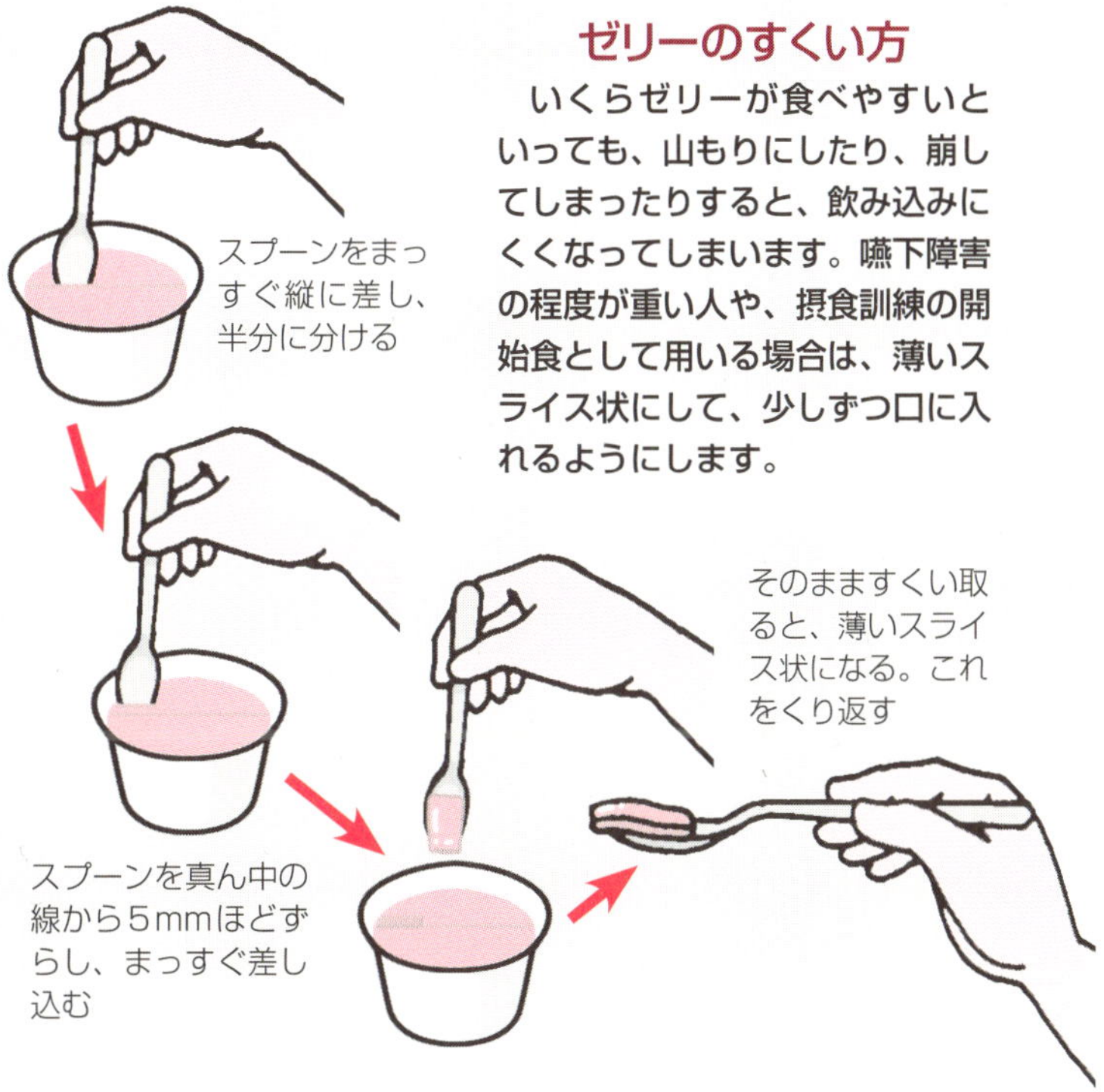

スプーンをまっすぐ縦に差し、半分に分ける
スプーンを真ん中の線から5mmほどずらし、まっすぐ差し込む
そのまますくい取ると、薄いスライス状になる。これをくり返す

ゼラチン、ゲル化剤は料理に使う

ゼラチンは、果汁などを固めるだけでなく、料理にも欠かすことができません。ゼラチンと同じように使えるゲル化剤も便利です。

▼ゼラチンとゲル化剤の違い

	主成分	特徴	主な市販品
ゼラチン	コラーゲン（動物性たんぱく質）	●冷やさないと固まらない ●なめらかな口当たり。適度な弾力性もある	ゼラチンパウダー（フードケア）
ゲル化剤	海藻類や果物に含まれる多糖類	●常温でも固まる ●ややかためのものもある	かんたんゼリーの素（キューピージャネフ） ゼリーパーフェクト（日清オイリオ）

要注意の食品

「ばらばら」「ぱさぱさ」「ぺったり」は避ける

かたいものが食べにくい、飲み込みにくいのは当然です。しかし、「これなら大丈夫だろう」と用意したものが、意外に食べにくいことも。注意したいポイントを覚えておきましょう。

かたい

ぱさぱさしている

ばらばらでまとまりにくい

粘膜にはりつきやすい

飲み込みにくい食品の特徴と具体例

食べにくい、飲み込みにくいものを無理に食べていると、食べるのに苦労するだけでなく、窒息などの危険性を高めてしまうこともあります。

▼要注意の食品

鳥のささみ	ぱさぱさしてまとまりにくい
こんにゃく	弾力性がありすぎて咀嚼しにくい。丸飲みすると窒息の危険も
のり	粘膜にはりつき、残りやすい
わかめ	咀嚼しにくく、はりつきやすい
揚げ物（とくにフライ）	衣がぱさつき、うまく噛めない
とうもろこし	ばらばらで食塊をつくりにくい
ナッツ類	かたく、噛み砕きにくいうえ、まとまりにくい
もち	粘りが強く咀嚼しにくい。粘膜にはりつき、通過しにくい。高齢者の窒息死が年末年始に増える一因とも指摘されている
寒天	変形しにくく、噛むと細かい粒になってまとまりにくい

対応策は２つ

食べないようにする
とくに好物ということでなければ、無難な選択です。

食べやすく調理する
ペースト状にする、揚げ物は卵でとじるなどの工夫で食べられることも。

ゼラチンと寒天は似て非なるもの

「ゼリー寄せ」も「寒天寄せ」も似たようなものと思われがちですが、性状は大きく異なります。寒天にはゼラチンのような滑らかさや、やわらかな弾力性がありません。

ただし、ゲル化剤の原料の一部に使われ、食べやすく加工されているものもあります。

ありがちな失敗

「食べやすく、安全なものを」と思って用意したのに、適切ではなかったということもあります。

細かくきざんだのに、むせた

「きざみ食」は嚥下障害には不向き

野菜やいもなどは、小さくきざめば食べやすくなるだろうと思われがちです。しかし普通のかたさに調理したものを細かくきざむと、嚥下障害がある人は口の中でまとめにくくなり、食塊をつくるのが困難です。

とろみをつけたのにいやがる

使い方に工夫が必要

とろみ剤の多くは、食材の風味に影響が出ないように工夫されていますが、それでも独特のくせを感じていやがる人もいます。とろみがついていると、飲みなれたものとは別ものに感じられることもあるでしょう。下記のように工夫してみましょう。

- いくつか試して好みのものをみつける
- 必要最小限の量を使い、冷たくして飲む
- とろみつきのものと、とろみをつけないものを少しずつ、交互に飲んでもらう

ゼラチンで固めたのにむせた

溶けて液体になったのかも

ゼラチンで固めたものは、温度が高くなると溶けやすくなります。なかなか飲み込めず、口の中に長く入れていると溶け出して、誤嚥しやすくなることも。食べられる量を少しずつ出すようにしましょう。

温度に注意

温かいものが冷めてしまったり、逆に冷たいものがぬるくなってしまったりすると、おいしさは半減してしまいます。じつは、体温と同じくらいのぬるいものだと、嚥下反射も起こりにくくなります。

適温のものを食べてもらうのも、大切なポイントです。

安全に食べるには食材を選ぶことも必要

「おいしいものを食べたい／食べさせたい」という気持ちは大切にしたいもの。けれど、嚥下障害がある場合、以前と同じようになんでも食べられるわけではありません。安全に食べるには、食材や調理法を選ぶことも必要です。

調理の工夫

調理のしかたで食べやすくできる

さまざまな嚥下食を用意するのはむずかしそうと思うかもしれませんが、食べやすく、飲み込みやすくする調理のポイントは共通しています。基本を理解しておけば意外に簡単です。

嚥下食調理の基本

嚥下食といっても、程度はいろいろです。安全に食べられる性状のものを用意するようにしましょう。

▼そろえておきたい調理用品

包丁やまな板、ボウル、鍋などの基本的なもののほか、下記のような調理用品があると便利です。

計量スプーン
計量カップ
デジタル計量計
ゴムベラ
すり鉢・すりこぎ
マッシャー
フードプロセッサーまたはミキサー
電子レンジ
とろみ剤（→76ページ）
ゼラチン・ゲル化剤（→77ページ）

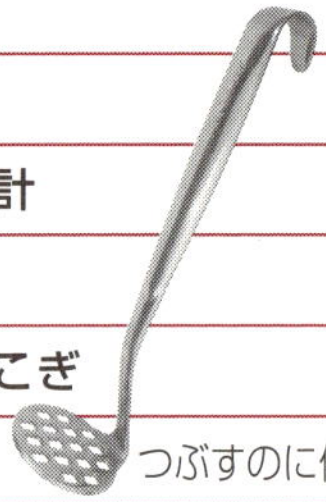
つぶすのに便利

便利な調理器具やとろみ剤を活用

食材を細かくしたり、つぶしたりするための調理器具のほか、ゲル化剤、とろみ剤などを用意しておけば、家庭でも手軽に嚥下食がつくれます。障害の程度に合ったものを用意し、誤嚥の危険を減らしていきましょう。

★ゼリー食
嚥下食Ⅰ～Ⅱ相当

ゼラチンやゲル化剤を使用します。ゼラチンは冷やして食べるゼリー食に用います。常温でも固まった状態を保てるゲル化剤を使えば、温かいゼリー食を食べてもらうこともできます。

▼

★ミキサー、ペーストまたはピューレ食
嚥下食Ⅱ～Ⅲ相当

フードプロセッサーやミキサーで、食材や調理済みの食品をとろとろにして、まとめます。

そのままの状態では食べにくいようなら、とろみ剤を加えてとろみをつけます。

▼

★やわらか食（つぶし食）
嚥下食Ⅲ相当

食材をフードプロセッサーで細かく砕いたり、マッシャーでつぶしたうえで、調理します。油脂（マヨネーズなど）を加えるなど、まとまりやすくします。

▼

★やわらか一口大食
消化移行食相当

嚥下機能がある程度保たれていれば、包丁で叩いたり、すり鉢・すりこぎでつぶしたりするだけでも食べやすくなります。

食材別調理のポイント

1日3食は、主食・主菜・副菜の3つの料理を、おやつに果物や乳製品などを用意するとよいでしょう。

主食

ごはん	●重湯から全粥まで、飲み込みやすさを調整しやすい。必要に応じてとろみをつける
パン	●パン粥やフレンチトーストにするなど、水分を増やせば食べやすくなる
めん	●嚥下障害者には食べにくい。ゼリー寄せにしたり、やわらかくゆでて短く切り、汁にとろみをつけるなどの工夫が必要

主菜

肉	●肉団子やハンバーグにしても、そのままでは嚥下障害者には飲み込みが困難。水分を加えてミキサーにかけ、ペースト状にすれば食べやすい
魚	●刺身を包丁で叩いてやわらかくする「たたき」にすれば、飲み込みやすさが増す。細かく切って叩き、みそとまぜる「なめろう」にすると、さらに飲み込みやすい ●すり身（ペースト）でやわらかな団子をつくり、あんかけにするのもよい
卵	●温泉卵（→83ページ）にすれば嚥下食Ⅱレベルから食べられる。高たんぱくで調理もしやすいので活用しよう
豆腐	●やわらかくつぶしやすいが、つぶすだけでは飲み込みにくい。とろみをつけてまとまりやすくする

副菜

野菜	●繊維を細かくしたうえで、障害の程度に応じてゼリー状、ペーストまたはピューレ状にする。ある程度、嚥下機能があれば、やわらかくゆでて、和え物にしてもよい
いも	●やわらかくゆでてつぶせば、活用の幅は広がる

その他

果物	●果汁はゼリーにしやすい。バナナなど、やわらかく熟してつぶしやすいものなら、そのままで食べられることも
乳製品	●ヨーグルトはそのまま嚥下食にできるものもある

食材を細かく砕いたり、つぶしたり、裏ごししたりしたもののうち、水分が多めのものはピューレ、少なめのものはペーストと呼ばれる

献立の工夫

家族の負担を減らして続けるポイント

調理自体はさほどむずかしいものではないとはいえ、家族の食事とは別に、ひと手間かけて嚥下食を毎日つくり続けるのは手間がかかります。負担を減らす工夫も必要です。

手間を省く工夫

上手に手間を省き、家庭で食事をつくる人の負担を減らしましょう。

家族の献立をアレンジする

ほかの家族のために用意した献立から食べられそうなものを、ミキサーにかけてとろみをつけます。

粥などはまとめてつくって冷凍

重湯や粥は、多めにつくって小分けにし、冷凍しておくとよいでしょう。

市販品を活用する

そのまま飲み込める「えんげ困難者用食品」は、嚥下障害のある人が安心して利用できる食品です。「介護食」「高齢者用」などと表示されたものや、卵豆腐や温泉卵など、一般用の市販品も、ある程度、飲み込める機能がある人なら活用できます。

素材の冷凍品や瓶詰、缶詰も便利

ほうれん草、かぼちゃ、にんじん、大豆などをペースト状に加工した冷凍食品や、レバーペーストなどの瓶詰、缶詰などを使えば、ゼリー寄せ、ムースなどをつくるのに便利です。

えんげ困難者用食品

法律に基づいて、特別の用途の表示が許可された特別用途食品のひとつ。一定の許可基準を満たした食品

▼製品一覧

(2014年7月現在。国立健康・栄養研究所ホームページによる)

製品名	製造あるいは販売者
エンゲリード(アップルゼリー、グレープゼリー)	大塚製薬
ブイ・クレスゼリー(りんご、マンゴー、キャロット)	ニュートリー
プロッカ ゼットエヌ(青りんご、甘酒、ピーチ、グレープ、オレンジ)	ニュートリー
エスジーなめらかトマト	日東ベスト
アイソトニックゼリー	ニュートリー

家庭での食事は挑戦しすぎない

飲み込みやすい、誤嚥しにくい、おいしい食事を——という思いはあっても、毎日のことだけに、一

定番メニューを活用しよう

家庭で生活する嚥下障害者といっても、障害の程度はさまざま。胃ろう(→5章)をつくり、口から食べるのはお楽しみ程度という人もいれば、ごく軽度の障害という人もいます。どの程度のレベルの嚥下食がよいのかは、専門職に相談してください。

フレンチトースト

卵（1個）、牛乳(200ml)、砂糖（大さじ1）、バニラエッセンスを混ぜた液に、耳をとった食パン1枚（4～6枚切）を浸す。液が十分に浸透したら、フライパンを熱してバターを溶かし、パンの両面を弱火でじっくり焼く（片面5分くらいずつ）

POINT
●前の晩からパンを液に浸し、冷蔵庫に入れて一晩寝かせておくと、中まで十分に液が浸透します。
●じっくりふっくら焼き上げると、とろけるようなやわらかさに！

ほうれん草の磯和え

ほうれん草をやわらかくゆで、軽くしぼって5mm程度の長さに切る。のりの佃煮としょうゆ少々を合わせて和える

POINT
●嚥下食Ⅲ相当以上のものが食べられる人向きのメニューです。

嚥下食Ⅰ～Ⅱ向きにするなら ムースにしよう

ゆでたほうれん草に牛乳と砂糖少々を加え、ミキサーにかけます。湯で溶かした粉ゼラチンを加えて混ぜ合わせ、器に流し込んで冷蔵庫で冷やせばできあがり。

重湯ゼリー

重湯(粥の上澄み)100mlに対して、粉ゼラチン1.6gが基本。少量の重湯に粉ゼラチンを振り入れて火にかけ、ゼラチンが溶けたら残りの重湯と合わせて器に移し、冷蔵庫で冷やす

POINT
●嚥下食Ⅰレベルから利用できます。
●ゼラチンを溶かすときは沸騰させないこと。固まりにくくなります。

温泉卵

湯のみに卵を割り入れ、竹串で黄身に穴を開けておく。大さじ2くらいの水を入れて、ラップをせずに電子レンジで加熱する（数十秒～1分程度）。めんつゆなどをかけて食べる

POINT
●嚥下食Ⅰ～Ⅱ以上から利用できます。
●電子レンジの出力数や卵の大きさによって、適切な加熱時間は変わります。短めに設定して様子をみながら加熱してください。

ネギなしネギトロ

ペースト状のマグロにしょうゆを垂らすだけ。小口切りにしたネギは咽頭などに引っかかって残留するおそれがあるので、入れないようにする

POINT
●嚥下食Ⅲ相当以上のものが食べられる人向きのメニューです。

人だけのために特別な食事を用意するのはなかなかたいへんです。本人の希望もあって、ついつい嚥下機能レベルに見合わないものを食べてしまう、などということも起こりがちです。

脳卒中後など、回復途上にある嚥下障害の場合、食べにくいものにも挑戦するうちに、食べられるものの幅が広がっていくこともありますが、だれにでも当てはまることではありません。機能レベルに見合わない食事は誤嚥のもと。無理な挑戦は避けてください。

おやつで「お楽しみ」プラス栄養・水分補給を

脱水に十分な注意を

高齢者は、のどの渇きを訴えにくい傾向があります。とくに嚥下障害があると、水を飲んでも苦しくなってしまいがち。積極的に水を飲みたがらなかったり、飲もうとしてもうまく飲めなかったりして、体の水分が不足した脱水に陥る危険性が高くなります。

経管栄養などを併用せず、口からだけで食べている場合には、三度の食事の間の「おやつ」の時間も充実させましょう。十分な量を食べられない人にとっては、「お楽しみ」というだけでなく、栄養補給という側面もあります。

▼おすすめのおやつ

嚥下機能

高（消化移行食相当）

- キウイフルーツ／いちご／バナナ
  つぶして牛乳やヨーグルトに混ぜてもOK
- 牛乳／乳酸飲料
  必要に応じてとろみをつけましょう
- 桃やりんごのコンポート（甘煮）／水ようかん
- ヨーグルト／ムース
- プリン
- とろみ茶／お茶ゼリー／果汁ゼリー／アイスクリーム／シャーベット／アイソトニックゼリー

低（開始食相当）

「硬いからダメ」とはかぎらない

おせんべいのような硬いものは、咀嚼力の低下している人には無理と思われがちですが、意外に喜ばれることも。口に入れているとやわらかくなるので、そのまま食べられることもあります。

「とろみ氷」も喜ばれる

スポーツドリンクなどにとろみ剤を入れ、小さじ１程度の小さな一口大に凍らせたものは、暑い時期の水分補給にピッタリです。

5

十分に食べられなくなったら

口から食べたい、食べさせたいという思いはあっても、
嚥下障害の程度や全身状態によっては、
それがむずかしくなってしまうこともあります。
そんなとき、栄養補給の手段として用いられるのが経管栄養です。
「口から食べられなくなったら、おしまい」などという
ことはありません。冷静な判断が求められます。

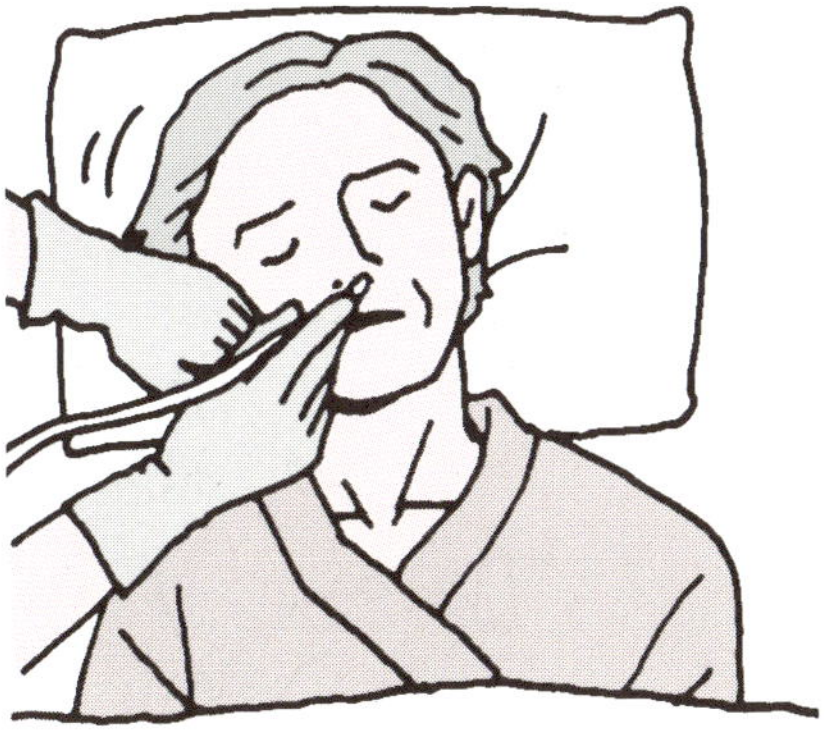

経管栄養とは

口から十分に食べられないときの選択肢

口から食べられない、食べられても十分な量を食べられない状態が続けば、低栄養・脱水が起きてきます。これを避けるには、別のルートから栄養補給する補助栄養が必要です。

大別すれば2タイプ

口から食べられないときの補助栄養法は、大きく２つのタイプに分けられます。食道や胃、腸などの消化管に入れた管（チューブ）を介する経腸栄養と、静脈に注入する経静脈栄養の２つです。

口から食べることができない／食べられる量がわずかで栄養不足が心配される

↓

胃や腸など、消化管の働きは保たれている

YES →

経腸栄養

鼻や口から食道や胃まで管を入れ、流動食や栄養剤を注入する。おなかにあけた孔から胃に入れる胃ろうも経腸栄養の一種

NO →

経静脈栄養

消化機能がいちじるしく低下している場合には、血液中に水分や栄養素を入れる。注入する血管の位置により、大きく２つに分けられる

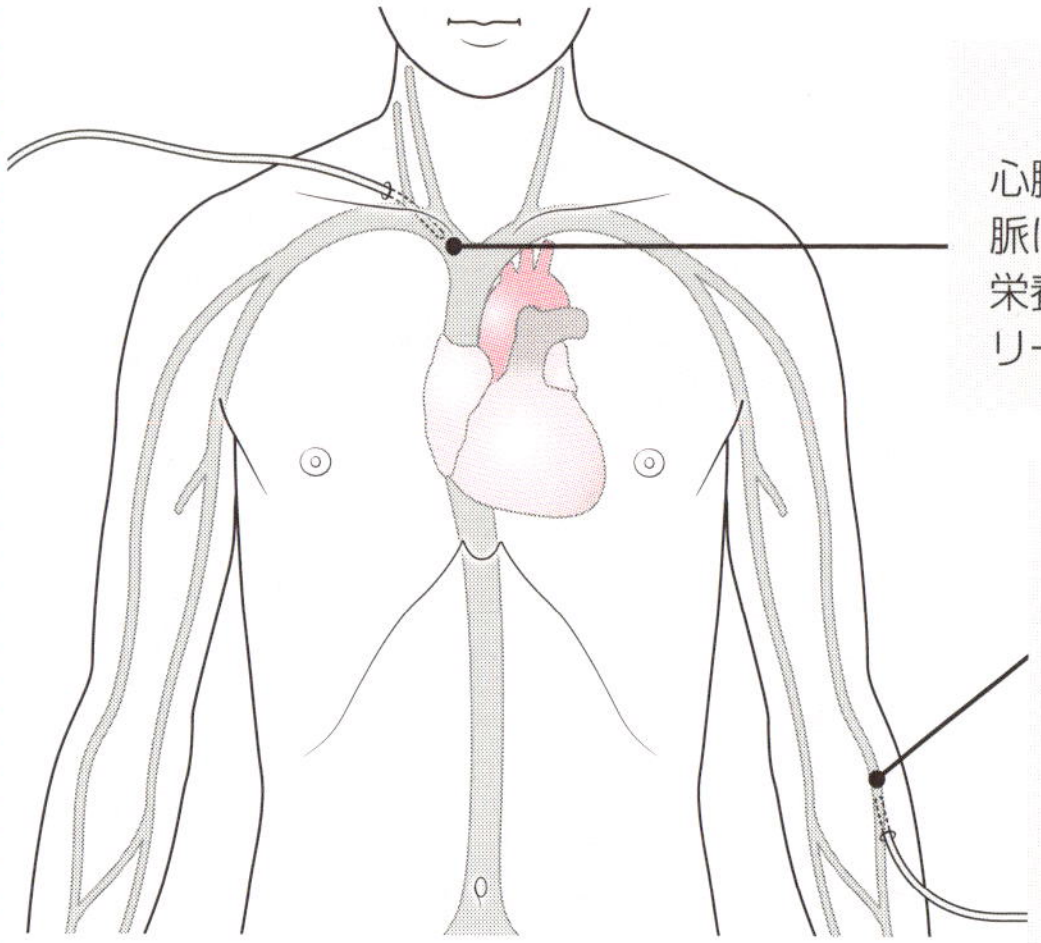

中心静脈栄養

心臓の近くにある太い静脈に管を入れて、必要な栄養素を配合した高カロリー輸液を点滴する

末梢点滴

腕などの末梢静脈に管を入れ、栄養素を配合した輸液を点滴する。高カロリー輸液は血管を詰まらせるおそれがあるため注入できない。絶食が短期間の場合のみに用いられる方法

長期間の使用が予想される場合には、血管に何度も針を刺さずにすむように、ポートという小さな器械を皮膚の下に埋め込む手術をおこなうこともある

消化管に栄養物を入れる方法が一般的

口から食べられない、あるいは十分に食べられない状態が長く続きそうなときは、管を介して栄養や水分を補給する経管栄養をおこなうことになります。

血液中に直接、栄養素や水分を入れる経静脈栄養もしばしば用いられます。しかし、消化管を使わない状態が長く続くために消化機能が衰えてしまうなど、弊害が生じやすくなります。

そのため、可能なかぎり消化管を介した経管栄養（経腸栄養）が選ばれます。

経腸栄養のタイプ

経管栄養といえば、消化管に管を入れて栄養剤を流し込む経腸栄養を指します。嚥下障害が進んだ場合、経腸栄養の実施が検討されます。どこから管を入れるか、どこまで入れるかにより、主に3つのタイプに分けられます。

経鼻胃経管栄養

鼻から胃まで、細い管を入れておき、管から栄養剤を注入して胃に入れる方法。経管栄養としてはもっとも一般的（→90ページ）

間欠的経口食道経管栄養

栄養剤を注入するときだけ、管を口から飲み込んで食道まで差し入れる方法。鼻から入れるものより太目の管が用いられる（→91ページ）

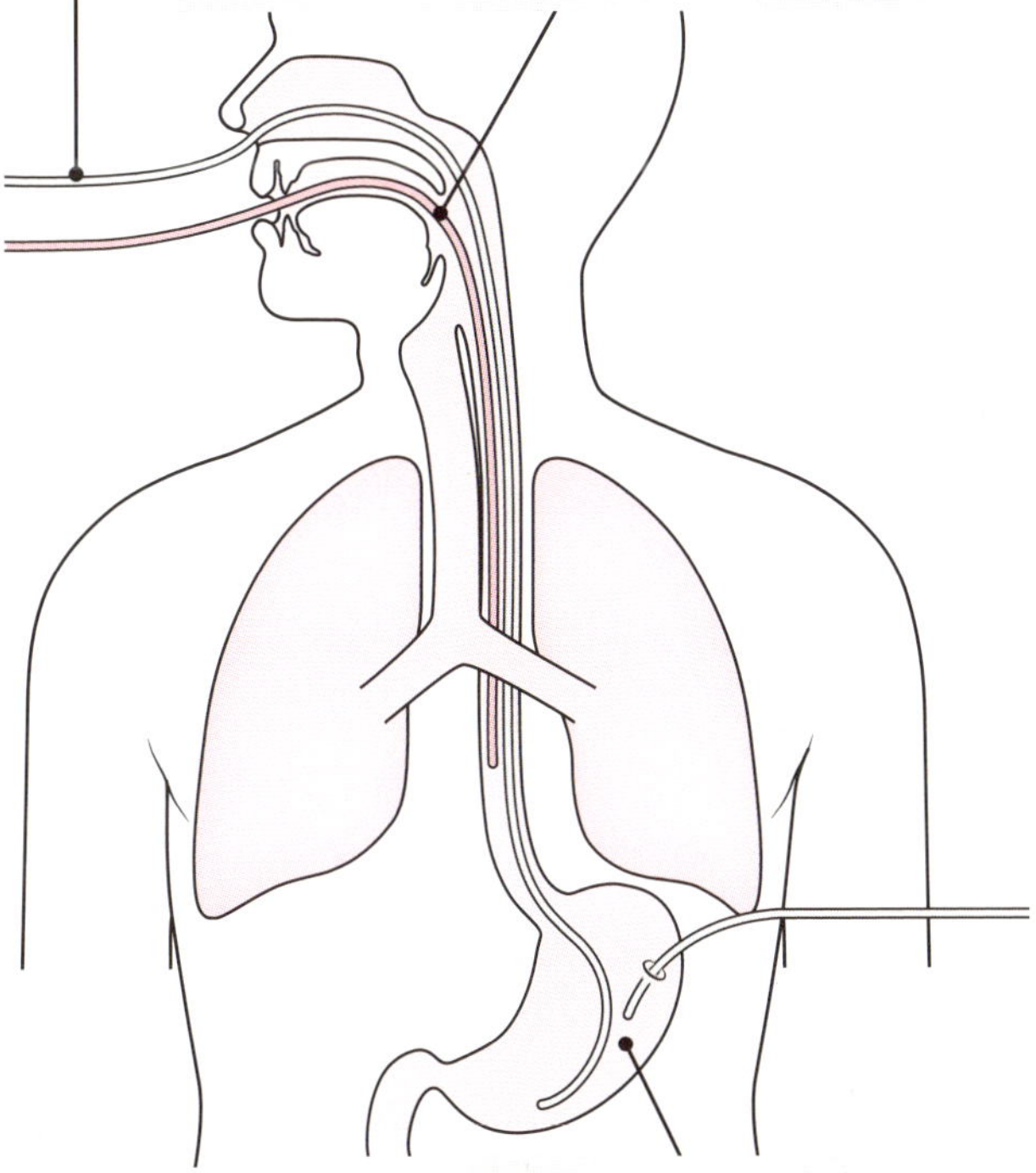

胃ろう

おなかと胃に孔をあけ、短いチューブを入れておく。栄養剤を胃に直接流し込む（→92ページ）

管を入れたら

「口から食べられなくなる」とはかぎらない

経管栄養を始めたからといって、口から食べられなくなるとはかぎりません。経管栄養をしながら嚥下リハビリテーションを続けることは可能です。

経管栄養が必要になる状況

経管栄養を開始するきっかけはさまざま。再び口から食べられるようになるかどうかの予測にもかかわってきます。

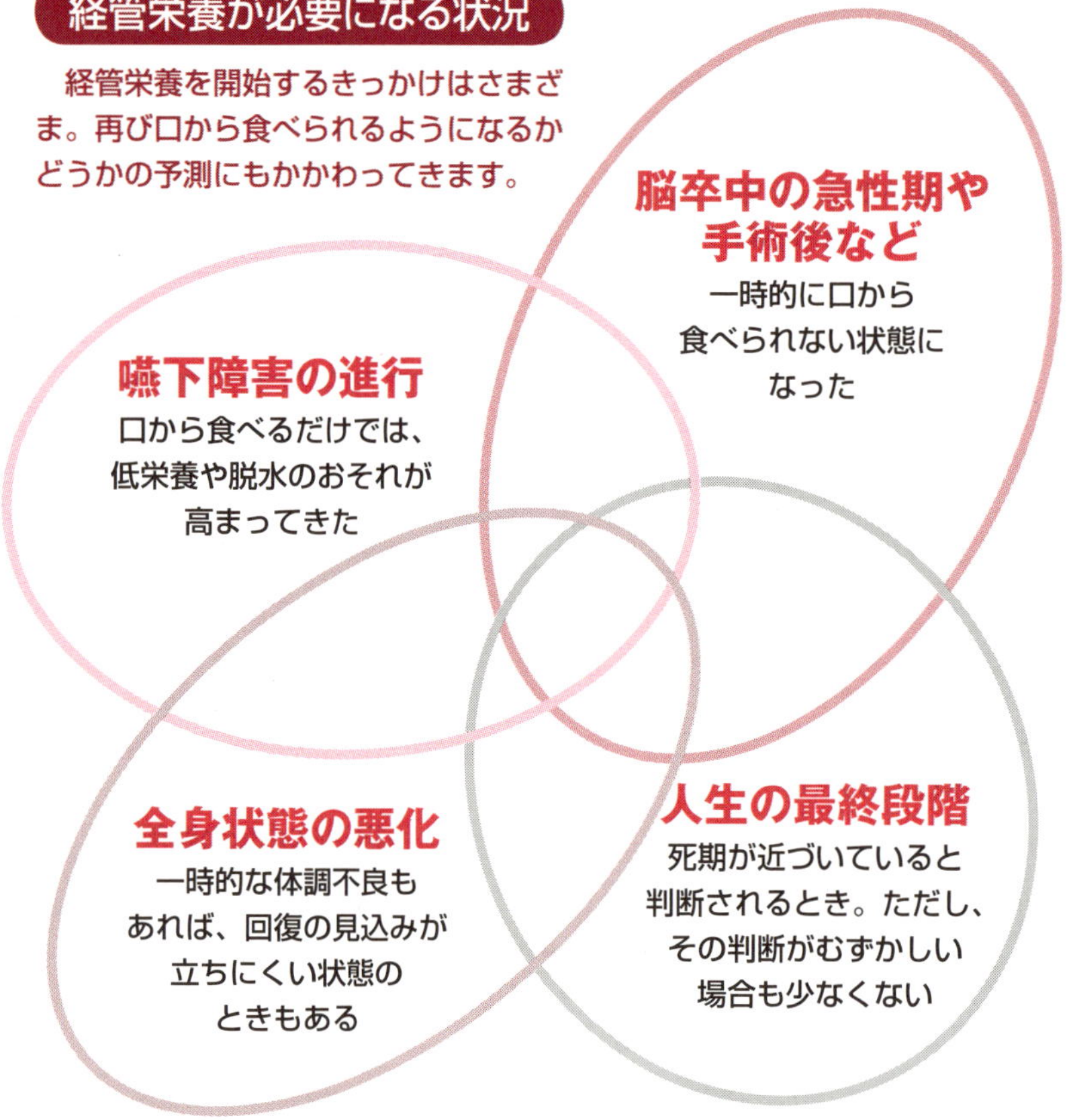
脳卒中の急性期や手術後など
一時的に口から食べられない状態になった
嚥下障害の進行
口から食べるだけでは、低栄養や脱水のおそれが高まってきた
全身状態の悪化
一時的な体調不良もあれば、回復の見込みが立ちにくい状態のときもある
人生の最終段階
死期が近づいていると判断されるとき。ただし、その判断がむずかしい場合も少なくない

食べられるようになれば経管栄養はやめられる

手術後などの一時期のことであれば、経管栄養にはあまり抵抗がないでしょう。しかし、「口から食べるのがむずかしくなっているから」「肺炎を起こしてばかりで危険だから」などという理由で経管栄養をすすめられると、どんな方法であれ、本人も家族も落胆しがちです。

けれど、経管栄養をおこないながらでも、嚥下リハビリテーションに取り組むことが可能な場合もあります。口から十分に食べられるようになれば、経管栄養はいつでもやめられます。それまでは低栄養・脱水を防ぐ手段として、上手に活用しましょう。

嚥下リハビリテーションと併用するとき

経管栄養を続けている人が、もう一度、口から食べることを目指して嚥下リハビリテーションに取り組む場合、口から十分に食べられるようになるまでは経管栄養を併用します。

開始のめやす

- □全身状態がよくなり意識がはっきりしている
- □適切に訓練を進めれば、食べられるようになる可能性がある
- □本人に食べたいという気持ちがある
- □本人の意思がはっきりしない場合、家族に食べさせたいという気持ちがある

３個以上、チェックがついたらリハビリの開始を考えましょう

併用のしかた

●鼻からの経管栄養を継続したまま、訓練をおこなう
⇒「ごくん」とするときに違和感や不快感があるので、いやがる患者さんが多い

●訓練するときだけ、鼻からの管を抜く
⇒訓練はしやすくなるが、管を挿入する回数が増えるため、患者さんが苦痛に感じることも

●口から管を入れる方法に切り替える
⇒経口食道経管栄養は、流動食を注入するときだけ管を入れるので、注入していない間に嚥下リハビリテーションをおこなえる

●経静脈栄養で補給する
⇒入院している間なら可能。在宅・施設などでもできる場合はあるが、困難を伴う

食べられるようになることもある

低栄養や脱水は、ますます嚥下障害をひどくしてしまいます。適切な補助栄養を開始することは、嚥下リハビリテーションを進めるうえで重要なことです。

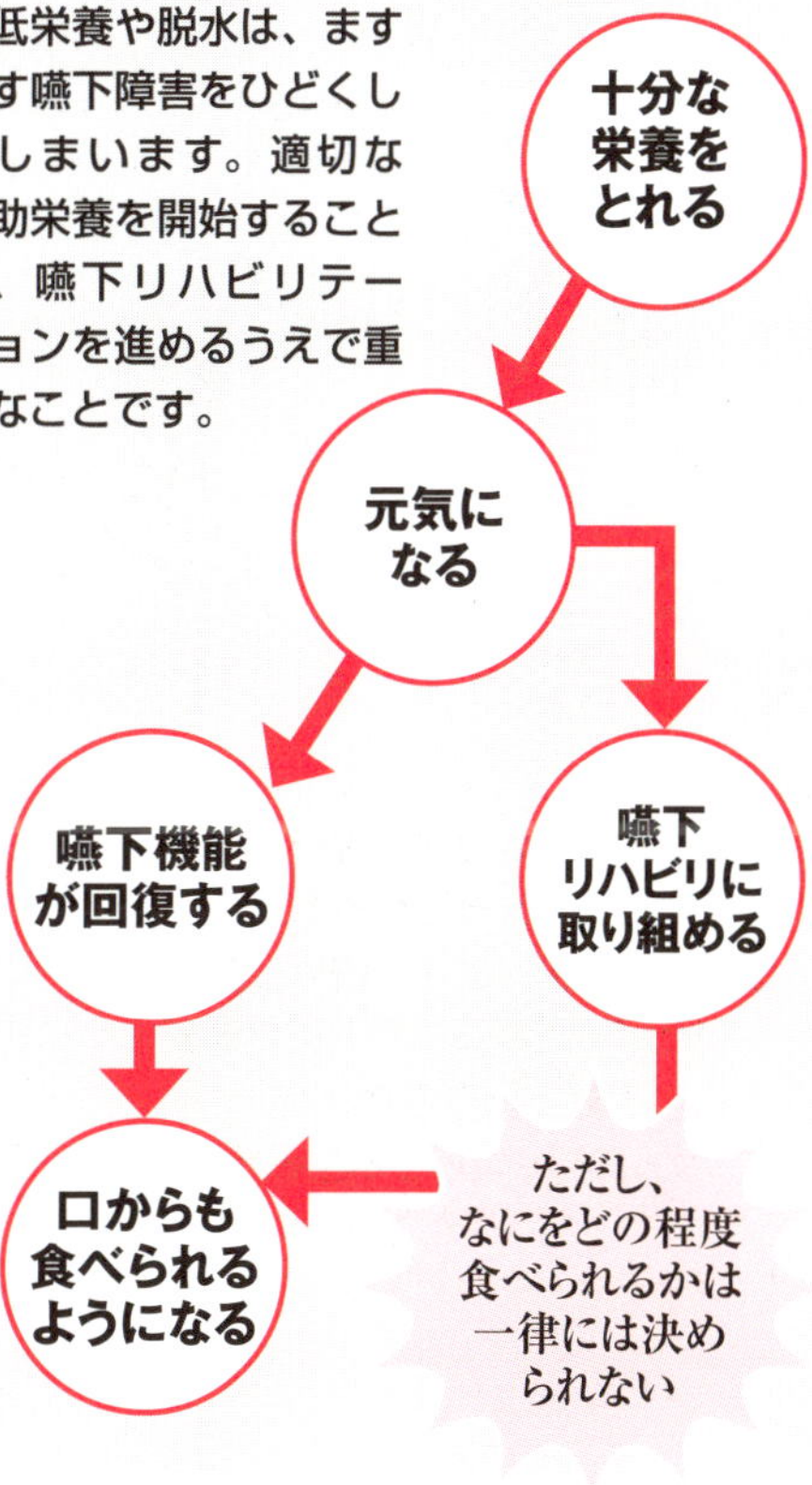

十分な栄養をとれる
元気になる
嚥下機能が回復する
嚥下リハビリに取り組める
口からも食べられるようになる
ただし、なにをどの程度食べられるかは一律には決められない

本人が拒否するとき

「死んでもいいから管はいや」と本人が拒否している場合、無理強いはできません。けれど、本人が自分の状態を十分に理解していないこともあります。医師をまじえて十分に話し合いましょう。

認知症などで食べること自体を拒否する場合、なにか訴えたいことがあるのかもしれません。まずは、本人が不快に感じている原因を取り除くことを考えます。

鼻や口から入れる

鼻より口から出し入れするほうが不快感は少ない

経管栄養として一般的なのは、鼻から管を入れ胃に流動食を流し込む経鼻胃経管栄養ですが、嚥下機能が回復する可能性が高ければ、必要なときだけ口から管を入れる方法がすすめられます。

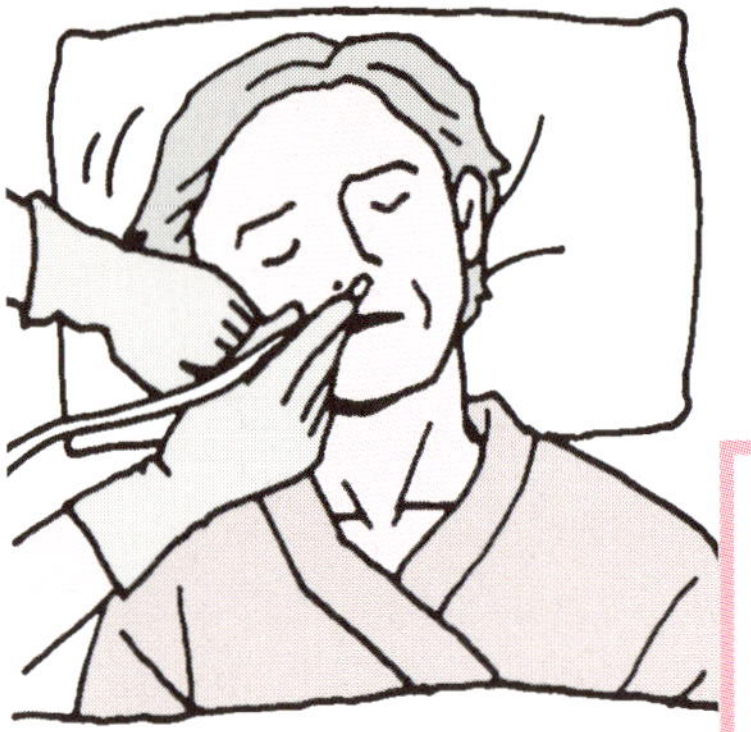

一度入れた管は1～2週間入れたままにしておくことが多い

一般的なのは経鼻胃経管栄養

経管栄養のなかで、もっとも広くおこなわれている方法です。ただ、嚥下訓練とは併用しにくいという面もあります。

やり方

- 一方の鼻の穴から管を差し入れ、胃まで進めておく
- 1日3回、流動食を注入する
  ①注入のときは座るか、ベッドの背を30度以上の角度に持ち上げた状態にする
  ②鼻に入れてある管に、栄養点滴用の管を接続する
  ③決められた速度の点滴で、流動食を注入していく
- 注入が終わったあとも、逆流を防ぐために1時間以上は上体を起こしておく

メリット

- 広く普及している方法
- 必要なときにすぐに始められる
- 流動食を注入するときに手間がかからない
- 注入しているときでなければ、管が抜けてしまっても感染などのリスクは少ない

デメリット

- 管を入れるときに不快感がある
- 管を入れたままにしておくので、違和感があったり、外見が気になりがち。行動も制限されやすい
- 嚥下運動を妨げることがある
- 管の表面が汚れやすく、鼻やのどを清潔な状態に保ちにくい
- 分泌物が増加し、それを誤嚥する危険性がある
- 注入後の逆流が起こりやすい
- 患者さんが自分で管を抜いてしまいやすい

▼管の入れ方

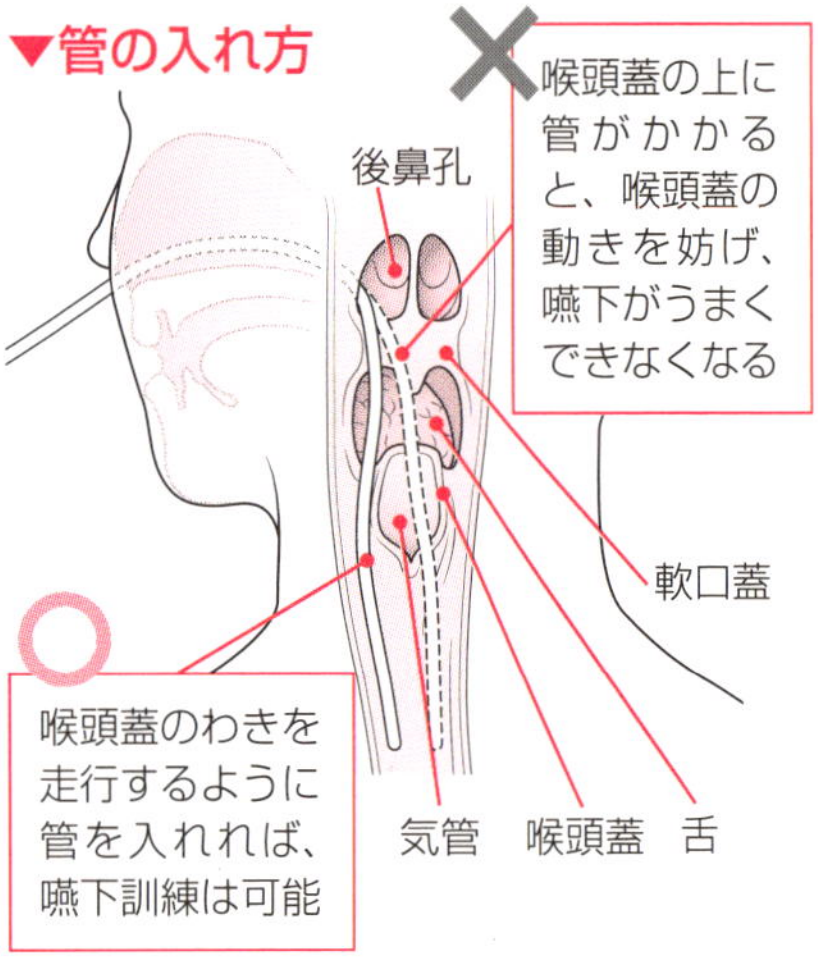
×
喉頭蓋の上に管がかかると、喉頭蓋の動きを妨げ、嚥下がうまくできなくなる
後鼻孔
軟口蓋
気管
喉頭蓋
舌
○
喉頭蓋のわきを走行するように管を入れれば、嚥下訓練は可能

普及が期待される口から管を入れる方法

嚥下リハビリテーションを併用したいとき、あるいは一時的に補助栄養が必要と判断されたときには、口から管を入れる経口食道経管栄養ができるかどうか、専門の医師に相談してみましょう。

一般的な鼻からの経管栄養をしながらの訓練は、不快感が強く、なかなか続きません。その点、口から管を入れる方法なら、管を出し入れすること自体が嚥下訓練につながります。

訓練にもなる間欠的経口食道経管栄養

嚥下リハビリテーションと併用していくなら、流動食を注入するたびに口から管を入れる方法が最適です。

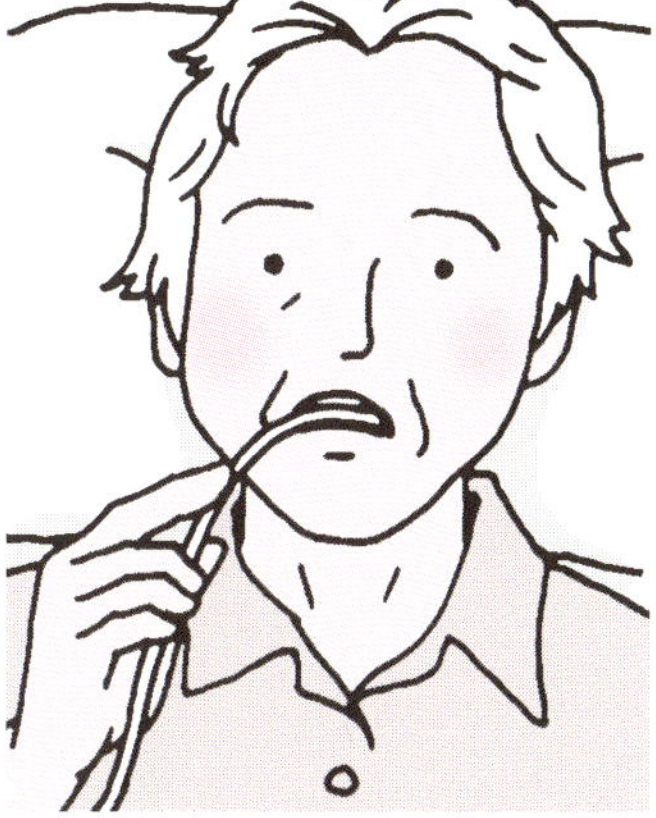

慣れれば自分で管を飲み込める

やり方

- 1日3回、流動食を注入する前に、口から食道まで管を入れる
  ①ベッドの背を30～60度の角度に持ち上げ、頭の後ろに枕を置いてあごを引く
  ②のどのアイスマッサージをしたあと、空嚥下
  ③口から管を入れ、栄養点滴用の管を接続する
  ④決められた速度の点滴で、流動食を注入していく
- 注入が終わったあとも、逆流を防ぐために1時間以上は上体を起こしておく

メリット

- 注入時以外は管をはずすので、苦痛が少なく、外見も気にならない
- 管が汚れず、口・鼻・のどを清潔に保ちやすい
- 管を飲み込むこと自体、嚥下訓練になる
- 食道内に注入するので、食道が動きはじめ、消化管の働きが活発になる。食塊の自然な流れに近く、下痢や逆流が起こりにくい
- 鼻から胃へ注入するより、短時間で注入可能

デメリット

- 普及が進んでおらず、適切に指導できる人が少ない
- 管の出し入れが多く、手間がかかる
- 挿入時の違和感が強い人もいる
- 口や舌を動かしていると、管が抜けてしまうことがある
- 逆流が起きやすい人、食道の病気がある人には向かない

▼管の入れ方

口を軽く開け、右または左の口の端（口角《こうかく》）から、反対側ののどにむけて滑らすように管を進めていくとスムーズに入り、喉頭蓋の動きをじゃますることもない

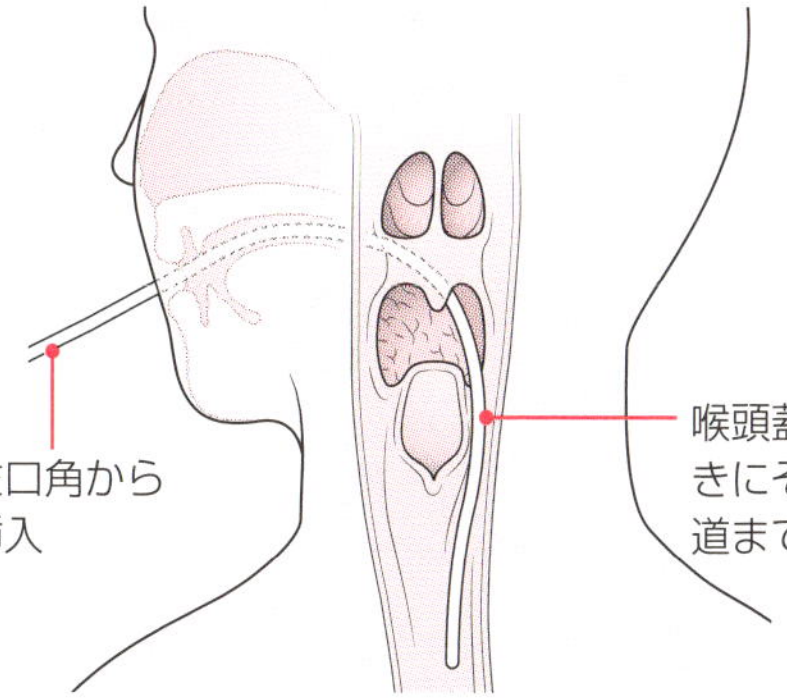
左口角から挿入
喉頭蓋の右わきにそって食道まで入れる

胃ろうをつくる

「つくりっぱなし」になる例ばかりではない

長期にわたって経管栄養が必要とみられる場合には、胃に直接栄養剤などを注入する胃ろうが検討されます。嚥下障害の程度が重い場合には、重要な選択肢のひとつです。

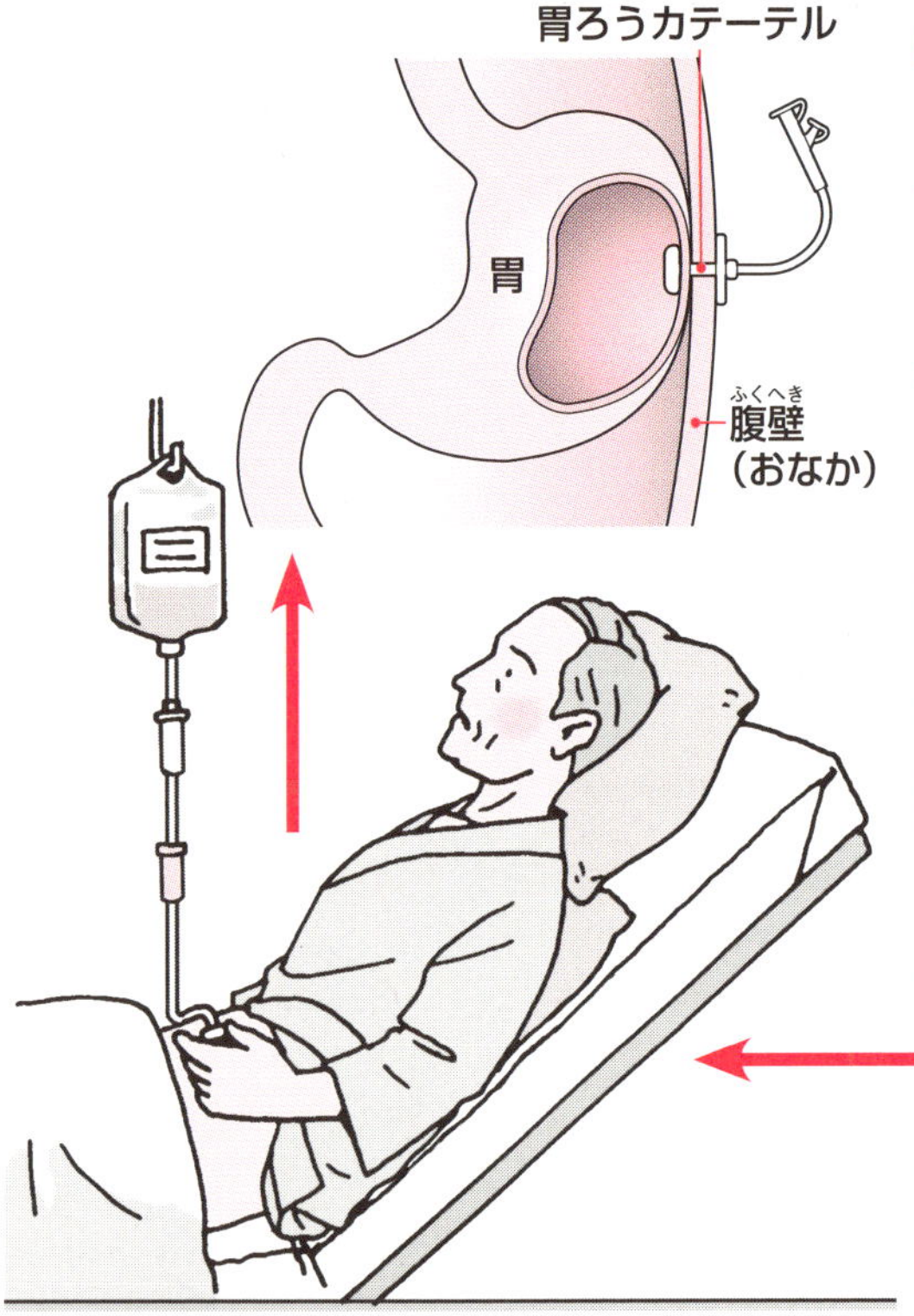

胃ろうのしくみ

おなかと胃にあけた孔に短いチューブ（胃ろうカテーテル）を入れておき、食事の時間になったら栄養チューブにつなぎ、流動食を注入します。

▼胃ろうを検討するのは、こんなとき

- 嚥下リハビリテーションをしても回復の見込みが立たない
- 経鼻、経口による経管栄養で、肺炎などの合併症が起きやすい
- 胃に至るまでの通り道が狭くなったり、ふさがったりしていて、管が入れられない

▼胃ろうカテーテルの種類

胃ろうカテーテルを内外から固定するための器具の違いにより、4つのタイプに分けられる		外部	
		ボタン じゃまにならないが、開閉しにくいことも	**チューブ** 栄養チューブとの接続が簡単だが、ふだんはじゃまに感じることも
内部	**バンパー** 胃ろうカテーテルが抜けにくく長く使えるが、交換時に痛みがある	バンパー・ボタン型 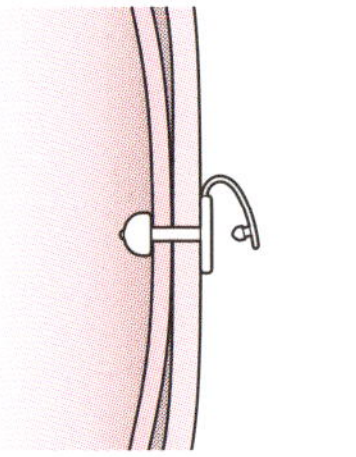	バンパー・チューブ型 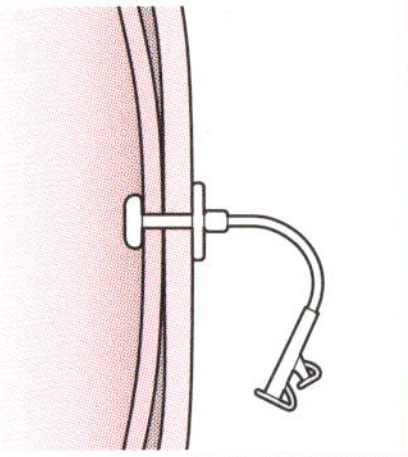
	バルーン 胃ろうカテーテルの交換は簡単だが、バルーンが動きやすく嘔吐などの原因になることも	バルーン・ボタン型 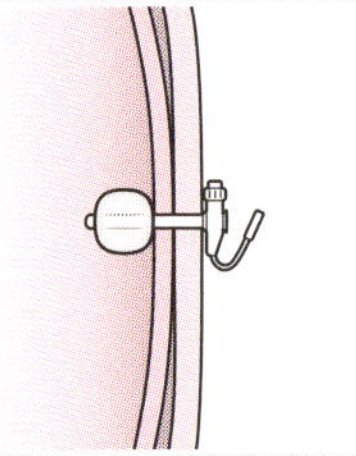	バルーン・チューブ型 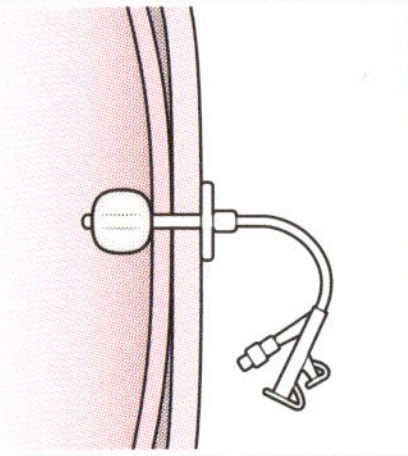

胃ろうをつくることになったら

以前は開腹手術が必要でしたが、近年は、内視鏡を使う方法が一般的。体への負担が少なくなっています。

事前のチェック

内視鏡による造設が可能かどうか検討する。胃に至るまでの通り道が狭くなっている場合は、開腹手術が必要になる

内視鏡を使って胃ろうをつくる

プル法とイントロデューサー法という2つの方法がある。プル法は、内視鏡を2回入れる必要があるが、おなかに刺す針が細く比較的安全とされる

プル法
おなかに細い針を刺し、ワイヤーを差し込む。これを内視鏡で口から外に引き出す。ワイヤーに胃ろうカテーテルを結びつけ、口から胃の中へ、さらにおなかの外へと引き出して胃ろうをつくる。もう一度内視鏡を入れ、しっかり設置されたか確認する

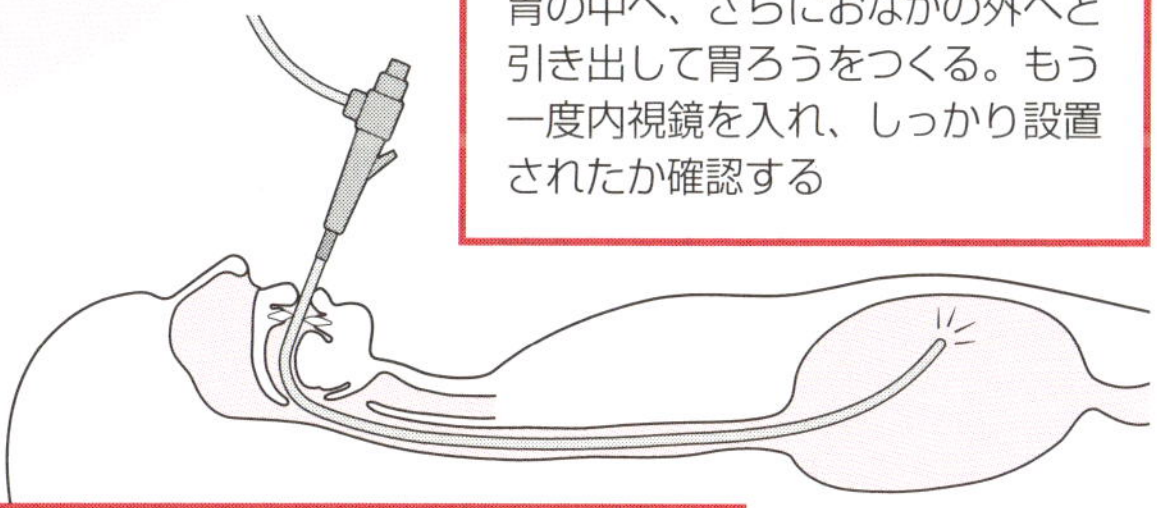

イントロデューサー法
おなかに筒状の器具を差し込み、これを介して、胃ろうカテーテルを胃内へ挿入。内視鏡で内側から固定する

いずれもおなかを大きく切らずにすむ

定期的に管を交換する

カテーテルの汚染や劣化に対応するため、バルーン型は１ヵ月、バンパー型は４～６ヵ月をめやすに、新しいカテーテルに交換する

はずせば自然に孔はふさがる

口から十分な量が食べられるようになり、胃ろうが不要になれば、カテーテルを抜く。抜いたままにしておけば、孔は数時間でふさがってしまう

不要になれば取りはずせる

胃ろうに対し、「おなかに孔をあけてまで……」と抵抗感をもつ人がいる一方で、安易な造設が増えているという指摘もあります。

胃ろうにしたほうがよいかの判断は、それぞれの状況によって変わります。ただ、嚥下訓練の妨げにはならず、誤嚥性肺炎を起こすリスクも減ります。不要となれば、取り除くことも可能です。ほかの方法での栄養補給がむずかしいなら、検討すべき方法といえます。

起こりやすい問題

逆流や下痢などには対応策がある

経管栄養には、注入中、あるいは注入後に逆流が起きたり、下痢をしやすくなったりするなどの問題がつきもの。しかし、その多くに対応策が用意されています。

経管栄養で起きやすいこと

口から食べているときにも逆流や下痢などの問題は起きます。しかし、経管栄養では、よりいっそう注意が必要です。

逆流
注入した流動食が胃から腸に移動していくのには時間がかかる。その間に、食道のほうに逆流し、ときには嘔吐してしまうこともある

感染
（経鼻の場合）
管を入れっぱなしにしていると、管の周囲に感染が起きやすくなる

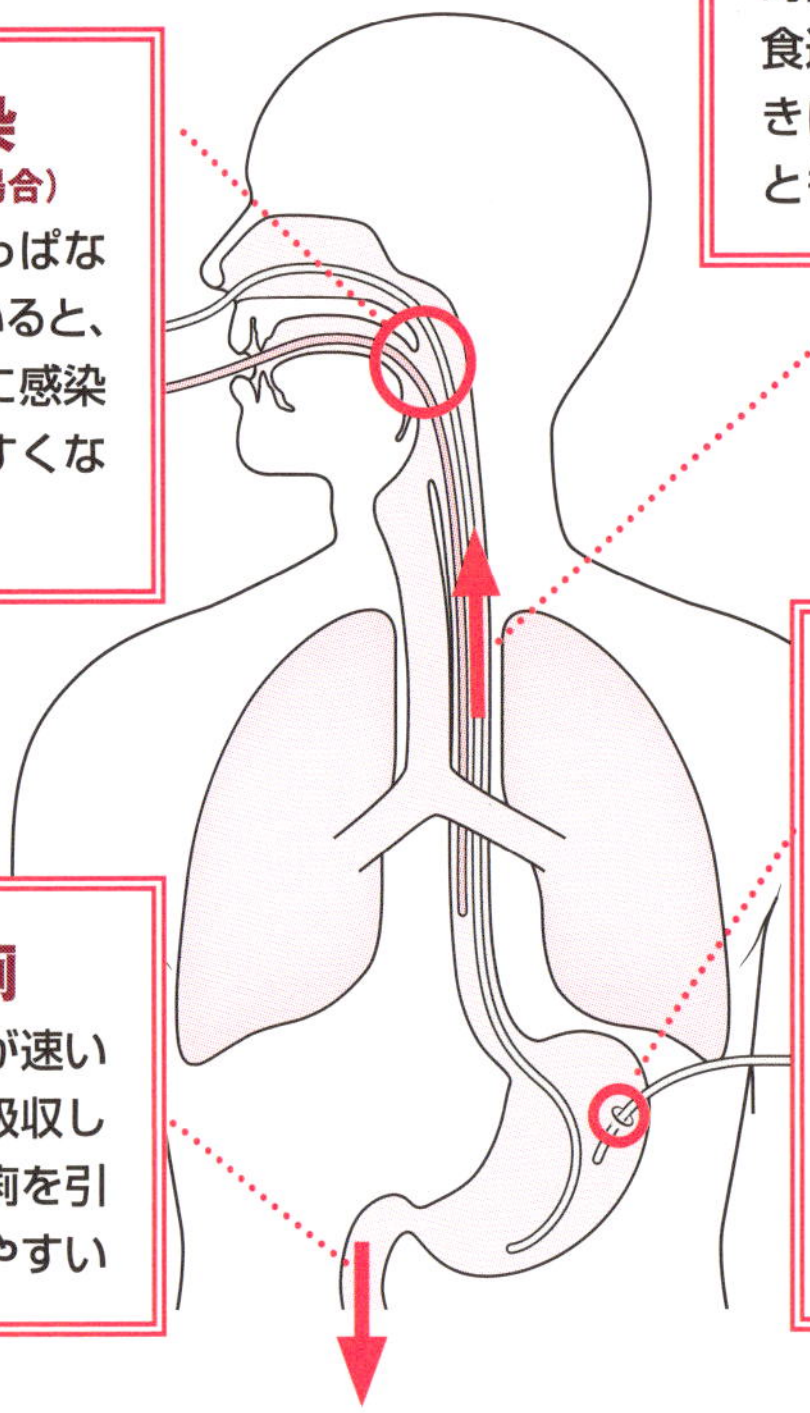

もれ（胃ろうの場合）
カテーテルの交換時に挿入がうまくいかないと、注入した栄養剤が胃の外側にもれ出してしまう。腹膜炎を引き起こし、ときには命にかかわることも

下痢
注入速度が速いと、腸で吸収しきれず下痢を引き起こしやすい

流動食の管理もしっかりと

逆流や下痢をくり返していると、栄養豊富な流動食も十分に吸収されません。しっかり対応していきましょう。

流動食の管理も大切です。封を切ったまま放置しておくと、栄養豊富なだけに細菌の繁殖も心配されます。指示どおりの使い方をしてください。

弊害のほうが大きいと思われるとき

経管栄養にも限界はあります。本人は経管栄養を希望しても、苦痛が増すだけで、医学的にみれば延命治療（→96ページ）にあたると考えられる場合もあります。

そのような場合にどう対応するか決めるには、90－92ページを参考に、本人と家族、医師が十分に話し合うことが大切です。

問題を減らすポイント

どの方法をとるにせよ、注意したいポイントは共通しています。

半固形化のものを注入する

食道や胃に注入する液を、ゲル状にして半固形化させると、逆流や下痢が起こりにくくなります。

ただ、経鼻、経口の場合、管が細いため、はじめから粘度が高いものは注入しにくくなります。そのため、増粘剤を入れてすぐに注入し、胃内で半固形化させるなどの工夫がされています。

胃ろうの場合には、あらかじめ半固形化したものを注入することが可能です。

体位を工夫する

座った姿勢で注入するのがベストです。

ベッドから移動できない場合には、ベッドの背を持ち上げてください。このとき、右側を下にしてやや横を向いた姿勢をとると、胃から十二指腸への流れがよくなり、逆流が減ります。

食後１～２時間は、横にならないようにします。歩くことができる人は、食後30分程度、散歩をするとよいでしょう。腸の動きがよくなり、逆流や下痢が起きにくくなります。

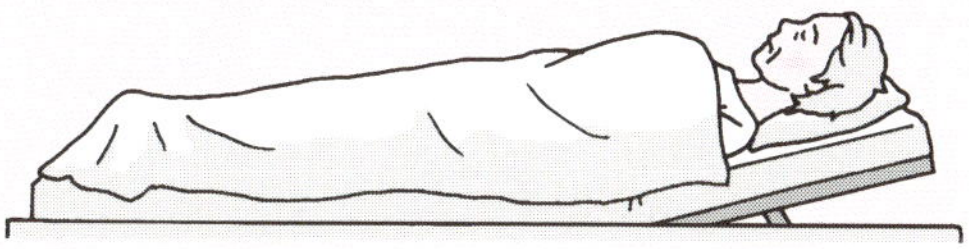

昼間でも夜間でも、横になるときは上体を少し高くしておくと逆流が起こりにくい

薬で調整することも

消化管の働きを高める薬剤を使ったり、逆に消化管の動きを悪くする薬は使わないようにしたりすることもあります。

胃ろうの場合

口内だけでなく、カテーテルの周囲も清潔に。また、ときどきカテーテルを回転させ、癒着を防ぐことも大切です。管理を怠ると、皮膚炎を起こしたり、カテーテルが胃壁内に埋もれたりしてしまうことがあります。

清潔に保つ

経管栄養のみで口から食べていない間も、口腔ケアは欠かさず、口の中をきれいにしておきます。また、注入の際に用いる器具を清潔に保つことも、下痢防止に有効です。

薬も管から入れられる

口から食べられなければ、薬もほかのルートで投与しなければなりません。

経管栄養の場合、錠剤などをそのまま流し込むのではなく、水に入れて溶かしてから注入する方法が一般的です。

だれが判断するか

本人の意思がわからないとき

病状が悪化し、本人の意思がはっきりしない状態で経管栄養を選択するかどうか、家族が迷うことも多いでしょう。どう考えて結論を導き出すか、ヒントを示しておきます。

むずかしい判断が迫られる

人生の最終段階におこなわれる経管栄養は、延命治療にすぎないという考え方がある一方で、栄養も水もとれない状態を放置しておくことは人道的に問題があるという考え方もあります。

苦痛を長引かせるだけの治療はやめて自然な経過に戻すことは、安楽死とは違います。安楽死とは、患者さんの命を終わらせることを目的になにかをする、あるいはなにかをしないことだからです。しかし、経管栄養をしないという判断には、死期を早めるという側面がないとはいえません。後悔のない判断のためには、さまざまな角度からの検討が必要です。

延命治療と緩和ケア

延命治療は「やめる」「やめない」と判断する対象になりますが、緩和ケアは患者さんが最期を迎えるまで必要なものです。

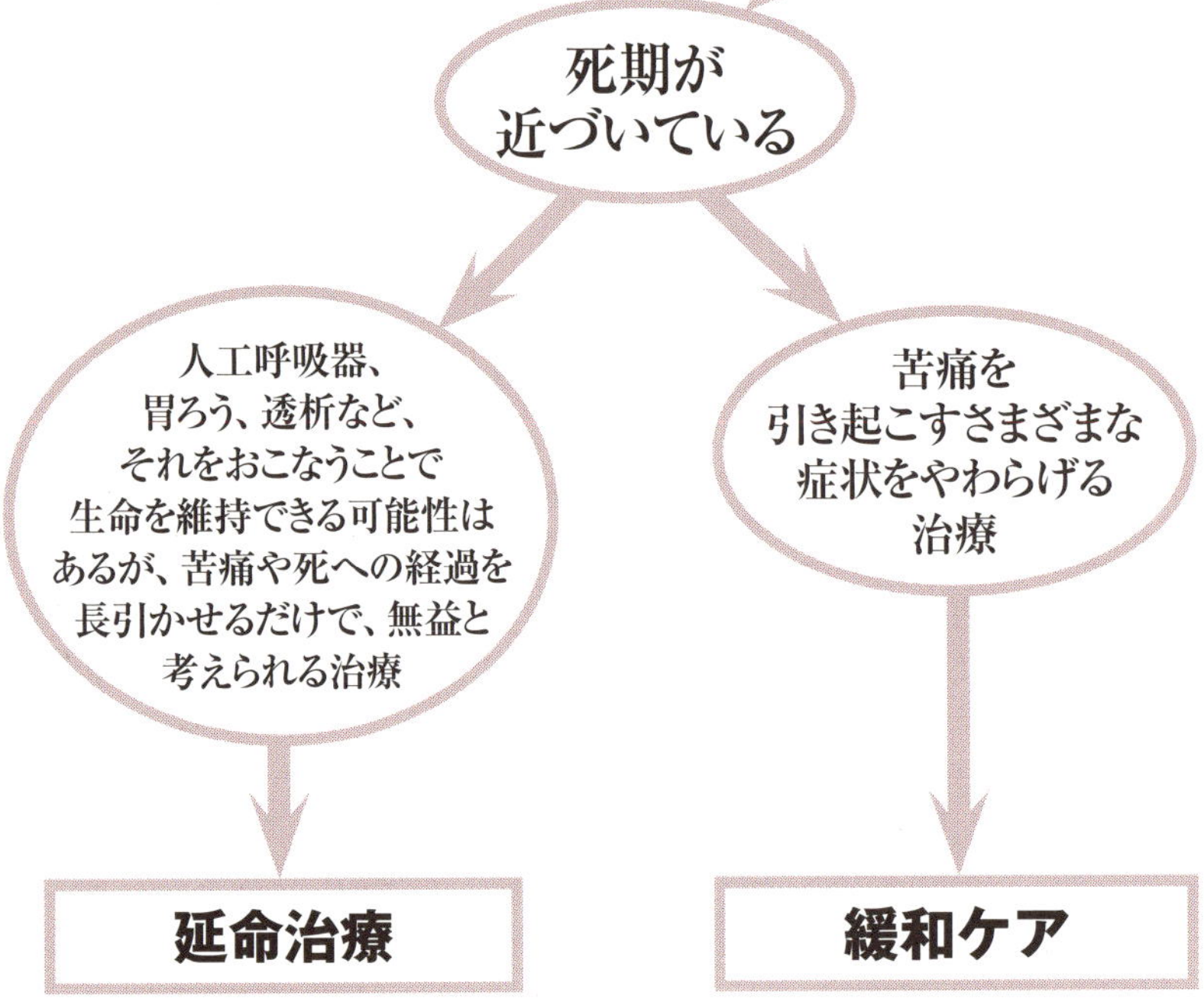

回復の見込みがない
死期が近づいている
人工呼吸器、胃ろう、透析など、それをおこなうことで生命を維持できる可能性はあるが、苦痛や死への経過を長引かせるだけで、無益と考えられる治療
苦痛を引き起こすさまざまな症状をやわらげる治療
延命治療
緩和ケア

判断材料とすべきこと

経管栄養へ切り替えるかどうかは、本人の意思が尊重されます。しかし、本人の意思表示ができないほど全身状態が悪化していることも少なくありません。判断の際には以下の観点から、十分な検討を続けることが必要です。

◉社会的視点
人生の最終段階を迎えた人にとっての「最善利益」とは?

苦痛なく過ごすことなのか、それとも、苦痛はあっても１秒でも長く生きることが患者さんの利益につながるのか。「ベストな選択」のためには社会的な視点も必要です。

人生の最終段階における医療に関しては、いくつかのガイドラインが提案されています（厚生労働省、日本緩和医療学会など）。参考にしましょう。

◉本人の意思
本人はどう考えていたか？

「最期の瞬間を迎えるまで尊厳をもって生きるため、延命治療は拒否する」「自然な経過に戻したいから、延命治療は中止してほしい」という本人の意思が、書面などで確認できれば、それを尊重します。

◉法的視点
しないことの判断に法律的な問題はないか？

栄養・水分の補給で回復の可能性があったにもかかわらず、必要な医療措置をとらなければ、医療者が法的責任を問われることがあります。

◉医学的視点
本当に人生の最終段階なのか？

どんな治療も回復に結びつく可能性はないのか、本当に最終段階といえる状態なのかは、医療者が的確に判断しなければなりません。

▼本人の意思がわからないとき

1 これまでの本人の考えを尊重する
事前指示書（→98ページ）があれば、それを尊重する。なければ、過去の会話、記載などから推測される意思を尊重する

2 代行判断をする
本人の具体的な要望がわからないときは、家族などの代理判断者が、医療者のアドバイスを受けながら、本人が選択したであろう決定をする

3 最善利益を判断する
本人の意思がわからず、適切な代理判断者もはっきりしない、あるいは家族の意見が割れるときなどは、本人にとってベストと考えられる決定をする

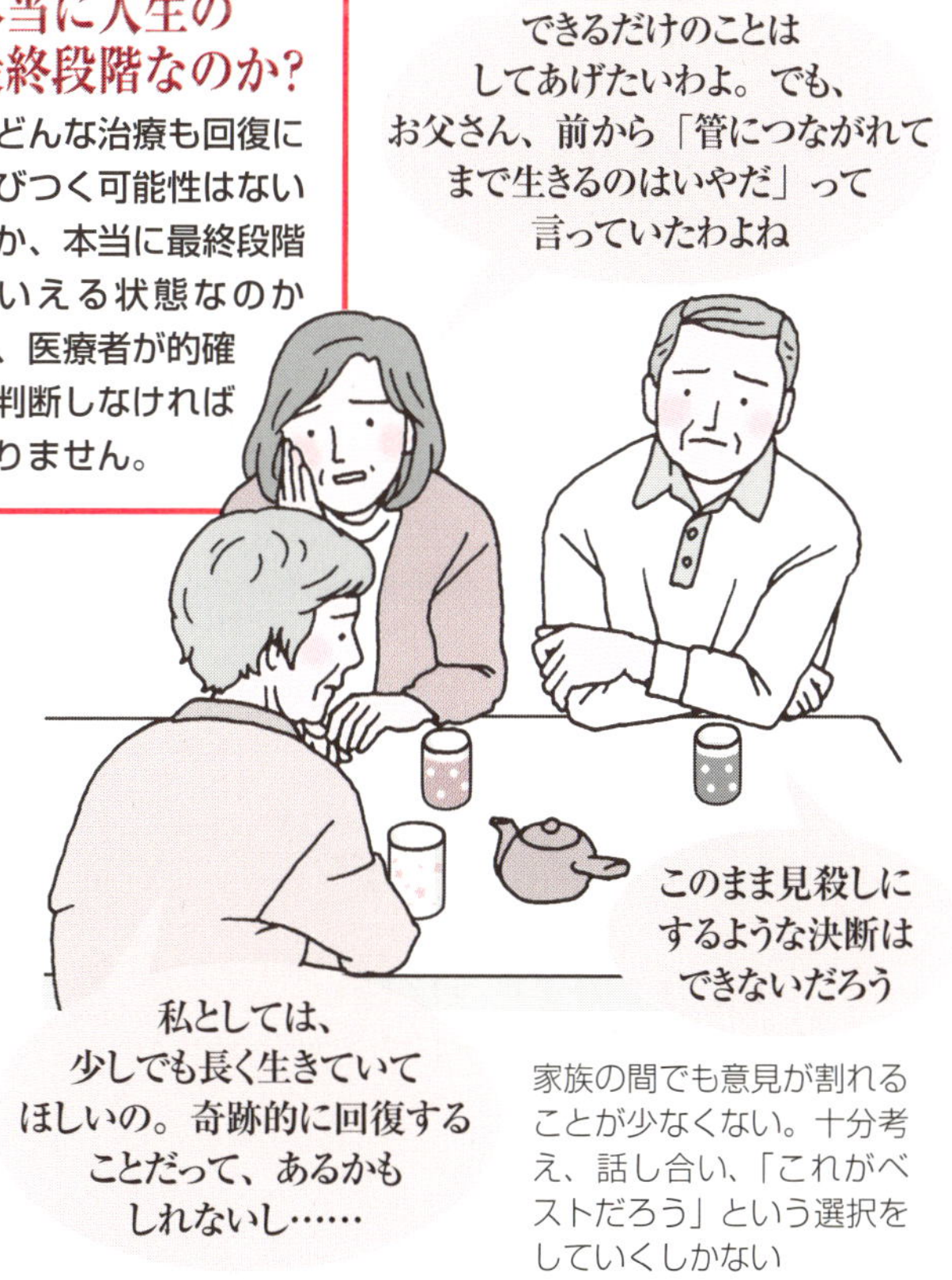
できるだけのことはしてあげたいわよ。でも、お父さん、前から「管につながれてまで生きるのはいやだ」って言っていたわよね
このまま見殺しにするような決断はできないだろう
私としては、少しでも長く生きていてほしいの。奇跡的に回復することだって、あるかもしれないし……

家族の間でも意見が割れることが少なくない。十分考え、話し合い、「これがベストだろう」という選択をしていくしかない

COLUMN

判断能力があるうちに用意しておきたい「事前指示書」

治療内容を決める重要な判断材料になる

人生には、必ず終わりの時がきます。そのとき自分がどのような医療を受け、どのように最期の時を迎えたいのかは、だれもが考えておくべき問題です。考えをはっきりさせぬままそのときを迎えれば、周囲の人の悩みは深くなってしまうでしょう。

「こうしたい」という自分の考えを書き記したものは「事前指示書」といわれ、人生の最終段階におこなわれる医療の種類や内容の決定に反映されます。

こうした事前指示書をまとめるために、医療・ケアの専門職の人を含め、周囲の信頼できる人と話し合い、共有する取り組みを「人生会議（ACP：アドバンス・ケア・プランニング）」といいます。

実際には、人生の最終段階で検討される医療処置が延命治療なのか、通常の医療行為なのかの判断はむずかしいこともあります。しかし、人生会議を経て示された自分の考えは、「残された生をいかに生きるか」を決める重要な判断材料になります。心身の状態に応じて、考えは変化することもあります。何度もくりかえし話し合っておきましょう。

▼事前指示書に書くべきこと

① リビング・ウィル

自分が望む医療処置と、
望まない医療処置に
ついての指示。
たんに死期を引き延ばすだけの
延命治療は拒否するが、
苦痛をやわらげるための
緩和治療は、十分に
おこなってほしい
などということ

② 代理判断者の指名

自分で判断できなくなった場合、
自分のかわりに
医療やケアに関する
判断や決定をしてほしい人を
代理判断者として
指名しておく

健康ライブラリー イラスト版

嚥《えん》下《げ》障《しょう》害《がい》のことがよくわかる本《ほん》

食《た》べる力《ちから》を取《と》り戻《もど》す

2014年9月10日 第1刷発行
2020年4月6日 第6刷発行

監　修　藤島一郎（ふじしま・いちろう）

発行者　渡瀬昌彦

発行所　株式会社講談社
東京都文京区音羽二丁目12-21
郵便番号　112-8001
電話番号　編集　03-5395-3560
　　　　　販売　03-5395-4415
　　　　　業務　03-5395-3615

印刷所　凸版印刷株式会社

製本所　株式会社若林製本工場

N.D.C. 493　98p　21cm

ISBN978-4-06-259786-9

■監修者プロフィール

藤島 一郎（ふじしま・いちろう）

1953年東京都に生まれる。東京大学農学部にて森林植物学を学んだのち浜松医科大学医学部へ進学。1982年同大を卒業。脳神経外科で研鑽を重ねる。その後、東京大学でリハビリテーションを勉強し、聖隷三方原病院リハビリテーションセンター長などを経て、浜松市リハビリテーション病院長。現在に至る。日本脳神経外科学会専門医、日本リハビリテーション医学会認定臨床医・専門医。日本嚥下医学会理事長。摂食嚥下障害リハビリテーションの第一人者として活躍している。

■参考資料

藤島一郎 著『口から食べる―嚥下障害 Q&A』（中央法規出版）

藤島一郎／北條京子／藤森まり子 編著『ナースのための摂食・嚥下障害ガイドブック』（中央法規出版）

藤島一郎／谷口洋／藤森まり子／白坂誉子 編集『Q&Aと症例でわかる！摂食・嚥下障害ケア』（羊土社）

青木 智恵子 著／藤島一郎 監修『Dr・歯科医師・Ns・ST・PT・OT・PHN・管理栄養士みんなで考えた高齢者の楽しい摂食・嚥下リハビリ＆レク』（黎明書房）

藤島一郎 監修『疾患別に診る嚥下障害』（医歯薬出版）

藤島一郎 著・監修／柴本 勇 監修『摂食・嚥下リハビリテーション― 動画でわかる』（中山書店）

箕岡真子／藤島一郎／稲葉一人 著『摂食嚥下障害の倫理』（ワールドプランニング）

『臨床栄養　第124巻　第5号』（医歯薬出版）

●編集協力　オフィス201　柳井亜紀
●カバーデザイン　松本 桂
●カバーイラスト　長谷川貴子
●本文デザイン　勝木雄二
●本文イラスト　秋田綾子　千田和幸